がんで不安なあなたに読んでほしい。

自分らしく生きるためのQ&A

がん研有明病院 腫瘍精神科部長
清水 研

ビジネス社

はじめに

私はこれまで17年にわたり精神腫瘍医（がん専門の精神科医・心療内科医）としてがんの専門病院に勤務し、がんにかかられた方、またそのご家族の心の悩みについて相談を受けてきました。毎年お会いする患者さんの数は２００人をくだりませんし、ご家族の方も合わせると、今まで４０００人以上の方とお会いしてきたことになります。

がんという病気は人生を脅かしかねない性質を持ちますので、身体だけでなく心にも大きな苦痛をもたらします。心の苦痛はご本人やご家族に大きな影響を与え、生活の質を下げてしまいますから、心をきちんとケアすることがとても大切です。

身体の苦痛については医師に相談することが一般的だと思いますが、心の悩みについては、「自分で解決しなければならない」と思われがちです。多くの場合において、ご自身が過去に用いた方法で、がんによるストレスにも向き合おうとされます。そうして、ひとりで抱え込んでしまったり、自分を過剰に責めてしまったり、心理学的にはむしろ苦痛が増してしまうほうに向かわれることも少なくありません。

そんなときに私の外来に来られて、いくつかアドバイスをさせていただくだけで、「気持ちが軽くなった」とおっしゃる方もたくさんいらっしゃいました。

今までがんに関するQ＆Aの本は多く発刊されてきましたが、心の悩みに焦点を当てたものは少なかったと思います。心の専門家に相談したいと思われても、地理的な問題などから叶《かな》わないことも多いので、心理学的なアドバイスが詰まった本があるとよいなと、ずっと思っておりました。ですから、本企画をいただいたときは大きな期待を感じました。

本書には、実際に体験者の方からいただいた質問をもとに、がんの診断時から治療中、治療後における幅広い悩みに関する内容を盛り込みましたので、「そうそう、私もこういうことに悩んでいる」と感じていただける部分があるのではないかと思います。

しかし一方で、文章が私のひとりよがりになってしまわないかという不安もありました。幸い、実際にがんを体験された3人の方々のご協力を仰ぎ、当事者の方が本当に困っている質問を選ぶところから、回答への助言まで、多くのサポートをしていただきました。このプロセスを経たことで、本書が自信を持って世の中に出せるものになりました。

もちろん病気との向き合い方には、これが正しいという唯一の答えはないので、「自分はそうは思わない」と感じられるところは読み飛ばしていただいて結構です。取り入れてみようと思われるところだけ、参考にしていただければ幸いです。

本書を手に取ってくださった方の心が、少しでも軽くなることを願っております。

二〇二〇年四月

がん研有明病院 腫瘍精神科部長
清水 研

もくじ

2章 治療中の悩みや不安

3章 治療後の悩みや不安

1章

宣告を受けた直後の不安

相談

◉がん宣告のショックが大きく、何も考えられない

がんと宣告されたときの衝撃が大きく、
気持ちが追いついていきません。
治療法やこれからのことを
いろいろ決めなくてはならないのですが、
呆然としています。

――がんの告知を受けたとき、頭が真っ白になりました。そのときの記憶がほとんどありません。

そのときの記憶がほとんどないのですね。がん告知により、あくまでも一時的にですが、心が混乱し、思考力が低下するということが、多くの人に起こります。このような心の在り様を解離状態と言います。なぜこういうことが起きるかというと、いっぺんに事実を受け止めるのはあまりにつらいときの、心の防御反応と考えられています。

――私だけが心が弱い、情けない、というわけではないのですね。

もちろんです。告知直後に気持ちが追いついていかない、というのも当然のことです。そして、告知から数日経つと「あぁ、これが現実なんだ」という具合に、多くの方がだんだん実感を持って現実を認識されるようになります。

——たしかに私の場合もそうで、数日経ったら実感が伴ってきました。「あぁ、自分はがんになったんだ」と思うと、悲しい気持ち、やりきれない気持ちでいっぱいになります。こんなときはどうしたらよいのでしょうか。

このとき大切なのは、しっかり「悲しむ」ことなんです。「悲しみ」や「怒り」などのネガティブな感情はよくないものと思って感情に蓋をしてしまう方も多いのですが、それは心理学の観点からはあまりお勧めできません。

悲しみという感情は、その人が「大切なものを失った」と感じるときに生じるもので、傷ついた心を癒す力があります。がんになった方の多くは、「健康な自分」を失ってしまったと、大きな喪失を感じます。その中で、気持ちの浮き沈みがあるのは当然のことですし、心の痛みを癒すのにはどうしても時間がかかると思います。

平然とした顔をしなくてはいけないと無理をするのではなく、感じている心をありのまま受け止め、たくさん泣いて、たくさん悲しむことが実はとても大事なことなのです。

――たくさん泣いてたくさん悲しむ？　そのためにはどうしたらよいのでしょうか。

ひとりで悲しむより、誰かに話を聴いてもらえるほうが心の痛みは癒えると言われています。ご家族でも信頼がおける友人でもよいのです。身の周り人に心配をかけたくないと思われる場合は医療従事者がよいかもしれません。「とりとめのない話になってしまうかもしれないけれど、今の状況を聴いてもらえないだろうか」と言って、思いっ切り心の内を吐き出せるといいですね。

――そうおっしゃっても、苦しみの中にいると、私だけこんなに悩んでいるんじゃないか、この悲しみがずっと続くのではないか、そんなふうに思ってしまいます。

悩みと悲しみの渦中にいるときというのは、鬱蒼《うっそう》とした深い森の中にいるように感じるものかもしれません。泣いて泣いて、泣き疲れてどこかで底を打ったとき、病気になってしまったという事実を受け入れられるものではないかと思います。そして、深い森を抜けた先には、平原が広がっていたりするものなのですが、今はなかなかそう思うのは難しいですよね。

ほかの体験者の方の話を聴かれることも参考になるかもしれません。近くに心当たりの方がいらっしゃらなければ、患者会に顔を出すのもよいでしょう。患者会では、あなたのような深い悲しみを越えて、今を生き生きと過ごしておられる方に多く出会えると思います。そのような中で、「いずれ私も元気になれる。明るい気持ちで過ごせるようになる」。そんなイメージを持つことができるかもしれません。

※200ページと203ページに患者会についての相談があります。

相談

◉がんとの診断。まず何をすればいいのか。職場や友人にどう伝えるのか

がんの宣告を、まだまだ受け止められません。
今後の治療をどうするか、
職場や友人にどう伝えるかなど、
決めなければならないことはたくさんあるのに
考えがまとまりません……。

がん告知を受けたあとは、やらなければいけないことは山積みなのに、気持ちが追いついていかないという悩みをよくうかがいます。まだ実感がわかない、まだがんになったことが受け入れられない、身体は元気でがん告知前と変わらないのに、つらい治療を受ける気になれない、でも次から次へと決めなければならないことが押し寄せてきて圧倒される、といったものです。

――はい。私の場合はまったく納得がいかないのに、がんの告知を受けて以降、まるでベルトコンベヤーに乗っているみたいな感じです。判断しないといけないことが次々とあって、慌ててネットで情報を探しては、そのたびに右往左往する。その繰り返しです。

そうですよね。今の混乱した中でまず気をつけなくてはならないのは、焦るあまり、〝やってはいけないこと〟をしないということです。具体的には、会社に辞表を出してしまうとか、一般的な治療を受けたくないという気持ちから、科学的根拠に乏しい民間療法に走ってしまったりすることです。

――そういえば、友人にも、告知後すぐに会社に辞表を出してしまって、ひどく後悔している人がいます。

がん告知直後は極端に絶望的になるなど、思考や感情の振れ幅が大きいので、大事なことはすぐに判断しないようにしてください、とお伝えしています。治療方針についてもなるべく早く決めたほうがよいとはいえ、性急に結論を出して、あとで後悔してもいけません。がんという病気は基本的には一刻一秒を争うような性質ではありませんので、一呼吸入れ、まずはご自身が取り組まなければならないことをリストアップされるとよいでしょう。

――やらなければならないことをリストアップ？ どんなことがあるのでしょうか。

はい。大きく次の3つに分けられます。

Ⅰ 自分の病気のことを知る、Ⅱ 生活のことを考える、Ⅲ 家族や友人に病気のことをどう伝えるか

それぞれについて、もう少し詳しくお話しします。

Ⅰ 自分の病気のことを知る

納得して治療や療養に向き合えるように、主治医の説明をよく聞き、そのうえであなたの希望や疑問を主治医に率直に伝えましょう。知っておくほうがよいことは次の点です。

①今までの検査結果がどうだったか
②これからの追加の検査はどうなのか
③病気はどの場所にあって、どの程度広がっているのか
④治療法はどのようなものがあるのか
⑤これからどのような症状があるのか
⑥がんや治療による生活への影響はどのようなものがあるのか

あなた自身の状態や、不安やわからないことについて、主治医に率直に伝えていくように心がけましょう。主治医に会う前に、自分の状態などをメモに整理しておかれることをお勧めします。痛みなどの自覚症状の感じ方は人によって異なりますし、そ

の状況の中で困っていること、心配なことなどはあなたにしかわかりません。あなた自身の気持ちを伝えることで、主治医との良い関係も築かれていきます。

Ⅱ 生活のこと

自分の病気のことが理解できたら、次に生活のことを考えましょう。仕事や家庭生活において自分が担っていた役割を、どうしていくかです。

勤めている方は、主治医から治療方法や今後の治療スケジュールの説明があってから、治療を開始するまでのタイミングで会社に伝えるのがよいでしょう。基本的にはまず上司と話すことになるでしょうが、人事と直接相談される方もいます。会社が知りたいことは、

① どのくらい休むのか
② どのくらい仕事に支障があるのか
③ どんな配慮をしなければいけないのか

この3点です。当初の予定どおりに治療が進まないこともありますので、休暇期間の延長の可能性があることも伝えておきましょう。

同僚については、どの人にどの程度まで伝えるかは、その職場風土によっても異なりますし、その方とご自分との関係性にもよるでしょう。全員に伝える必要はありません。ただ、一緒に取り組んでいる業務がある仲間には、仕事に影響が出ることが考えられます。上司経由でもよいので、病気や治療について伝えておくとよいでしょう。

Ⅲ 家族や友人にどのように伝えるか

療養中に、今まであなたが家庭や社会生活の中で担ってきた役割を手伝ってもらう必要がある人には伝えましょう。親しい親戚や友人には、伝えておいたほうが率直な関係を続けることができます。一方で伝える必要がない人、伝えたくない人には無理をして伝える必要はありません。

両親を驚かせたくない、という気持ちが先に立って、親には伝えない方もいらっしゃいます。親子の関係性はそれぞれなので一概には言えませんが、基本的には伝えたほうがよいと思います。「自分が逆の立場だったらどう思うか？」という視点を持ってみられてはいかがでしょうか。心配をかけまいと胸の内にしまっておかれるよりも、頼ってほしいというのが親心ではないかと思います。

がんと診断された場合にやること

Ⅰ 自分の病気のことを知る

①今までの検査結果がどうだったか
②これからの追加の検査はどうなのか
③病気はどの場所にあって、どの程度広がっているのか
④治療法はどのようなものがあるのか
⑤これからどのような症状があるのか
⑥がんや治療による生活への影響は、どのようなものがあるのか

Ⅱ 生活のことを考える

①どのくらい休むのか
②どのくらい仕事に支障があるのか
③どんな配慮をしなければいけないのか

Ⅲ 家族や友人に病気のことをどう伝えるか

病気の療養中に、家庭や社会生活の中で、今自分が担っている役割を手伝ってもらう必要がある人には伝える

また、伝えないでおくと、いろいろと取り繕《つくろ》ったりしなければならないことがあり、ご両親が不審に思われるかもしれません。お子さんについても同様です。年齢によって伝え方は異なるかもしれませんが、大人が想像するよりも、子どもは強いものだと私は思います。

※がんに罹患したことを子どもにどう伝えるかについては、51ページにも相談があります。

ひと言アドバイス

「がん情報サービス」について

がんという病名を告げられても、その現実をすぐには受け止められない方は多いと思います。しかしながら、診断がくだされると同時に治療に向けてさまざまな決断を求められ、どうすればよいのかと、呆然としてしまうこともあるかもしれません。

そうした際に参考にしていただきたいホームページがあります。国立がん研究センターが運営している「がん情報サービス」です。まず、「もしも、がんと言われたら

――まず、心がけたいこと」というページをご覧になってください。「患者さんの手記」なども載っていますし、心の部分のケアも含めて、参考になる情報があると思います。

　また、「働く世代の方へ」というページでは、「がんと仕事のQ&A」として、休職や復職、支援制度などについて、さまざまな相談とアドバイスが掲載されています。ぜひ一度、のぞいてみてください。

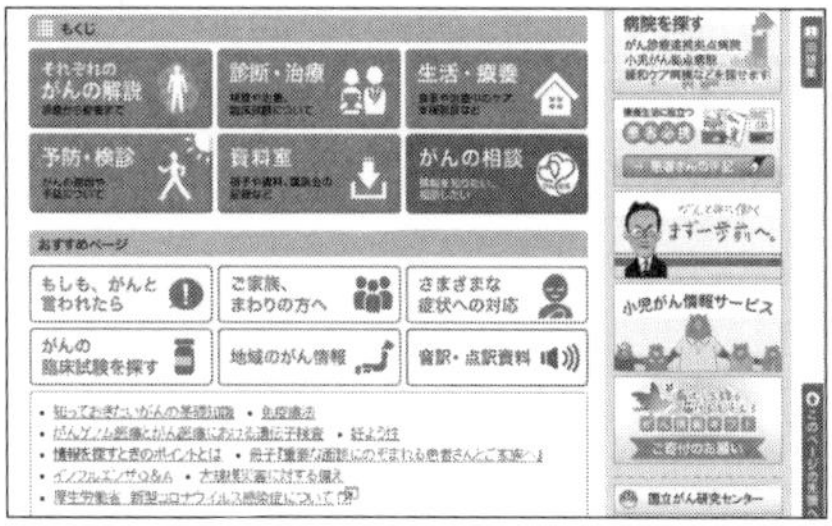

「がん情報サービス」のホームページ
https://ganjoho.jp/public/index.html

相談

◉これから抗がん剤治療が始まるが、副作用が心配

これから化学療法が始まります。

抗がん剤を投与されると、

「吐きけが強く、食欲がなくなって痩せる」

「髪が抜けた」など
つらい副作用があると聞くので不安です。

初めての化学療法をこれから体験されるのですね。不安という感情は「不確実な脅威に対する心の反応」ですので、今が一番不安になられる時期です。おそらく一度体験されると、「あぁ、こんな感じなのだな」と見通せるようになるので、気持ちは落ち着かれるのではないかと思います。

——本当ですか？　抗がん剤というと、強い吐き気に苦しみ、どんどん痩せていってしまうイメージがあります。

たしかに、私が医師になったばかりの20年前はそのイメージに合致するところがありました。抗がん剤を受けるために長期間にわたって入院されることも当たり前でした。しかし、その後時代は変わり、抗がん剤の副作用をやわらげるための方法も劇的に変化しました。吐き気止めも、新しい薬が何種類も開発されています。もちろん個人差はありますが、今や私には「化学療法＝吐き気で苦しむ」というイメージはありません。

――本当ですか？

その証拠のひとつとして、最近は抗がん剤は通院で行われることが一般的になってきています。仕事をしながら抗がん剤治療を受ける方も少なくありません。抗がん剤治療は苦しむことが前提としてあるのではなく、あなたらしい生活をするためなのです。

――たしかに、私の場合も通院での治療と言われましたし、仕事をしながら治療を受けているという話も聞きます。

はい。ですから、「そんなに怖いものではないかもしれない」「一度やってみれば、どんな感じかわかるだろう」と思って臨んでみてください。

ただ、抗がん剤とひと口に言っても、薬によって副作用の特徴も異なります。担当医や薬剤師さんからの説明をよく聞いていただき、「こういう症状が出る場合はこうしてください」というポイントは頭に入れておいたほうがよいでしょう。

——はい、そうします。私の場合はおそらく髪が抜けるだろうと言われていますが、どうしたらよいでしょうか。

事前の準備として、室内用のヘアキャップ、帽子やウィッグなどを用意しておくと安心でしょうね。仕事を続ける予定でいらっしゃるなら、仕事の内容によってですが、自分に合っていて、しかも自然に見えるウィッグが必要になるかもしれません。

——ウィッグは初めてですので、周りがそのことをどう思うか心配です。

そうですね。脱毛については、事前にそうなるとわかっていたとしても、髪の毛がまとめて抜けるのを見るのはつらいことでしょう。もし脱毛した姿を見て、「自分らしさを失ってしまった」と感じられたとしたら、気持ちを切り替えるのに時間がかかるかもしれません。

最近はアピアランス（外見）ケアという考え方も一般的になってきました。国立がん研究センター中央病院にはアピアランスケアセンターがあり、さまざまなサポートを行っていますし、看護師などの医療者がサポートを行う病院も少なくないと思います。また、医療用ウィッグを扱う美容師の方々も、ウィッグをつくられた方が安心して生活していただけるように努力したいと思って仕事をされています。あなたの力になりたいと思っている人はたくさんいますから、困ったことがあれば遠慮なく頼ってみてください。

――アピアランスケアという考え方があるのですね。脱毛の悩みにも相談に乗ってもらえるのは心強いです。

髪がなくてもその方の価値は変わらないと私は思いますし、ウィッグも自然な感じで、むしろおしゃれを楽しんでおられるような方も多いです。もちろん、なかには脱毛の悲しみが大きい方もいらっしゃいますが、そういう方もいずれは「髪はなくても私は私」と気持ちが変わっていかれるようです。

相談

◉自分の精神状態がもつのか、不安になる

あまりにつらいと、
はたして自分の精神状態がもつのか
心配になることがあります。
専門家に相談する目安などは
あるのでしょうか。

問題と向き合って悲しむことは大切です。ネガティブな感情が強いことに対して、恐れすぎることはありません。

ただ、怒ったり悲しんだりすることには大きなエネルギーを要します。その結果、心が疲れ切ってしまう（うつ状態になる）ことがあります。「気持ちの浮き沈みがある」というのはよくあることですが、沈み込んだままの状況がひとつの目安として2週間以上続くようでしたら、ぜひ精神科や心療内科、精神腫瘍科の診察を受けていただきたいと思います。

ちなみに、うつ病が疑われる症状として、次の2つの質問のいずれかに該当する場合は要注意とされています。

① 1日の半分以上、気持ちが沈み込んでいる状態が2週間以上続く

② 今まで楽しいと思っていたこと（例えばTV視聴や趣味など）の多くに興味がわかない状況が2週間以上続く

そのほか、体重の大きな増減を伴う食欲不振や食欲過多、普段のご自身より2時間以上不眠や過眠になる日が続くことなども、うつ病のサインです。

――なるほど。でも、精神科を受診することには抵抗があります。

精神科や処方される薬に負のイメージを持っておられる方は多いと思います。しかし、大きなストレスに出会ったときに心が参ってしまうことは誰にでも起こりうることです。そんなときに助けを求めることができるのは、その人の強みだと私は思います。精神科の専門医はいろいろな手助けができるはずです。じょうずに利用していただきたいと思います。

――精神科だったらどこでもよいのでしょうか？

どこでも大丈夫と言いたいのですが、これまでに私のところにお越しになった方から、「精神科を受診したけれど、『がんという病気のことはわからないので……』と言われた」というお話を、時折うかがいます。ですので、受診前に問い合わせをされたほうがよいかもしれません。また、日本サイコオンコロジー学会の登録精神腫瘍医は、がんにまつわる問題に積極的に取り組んでいます。また、さまざまな診療科が設置されている総合病院の精神科医であれば、がんを含めた身体疾患に罹患することによるストレスへの対応に慣れていることが多いと思いますので、相談してみてください。

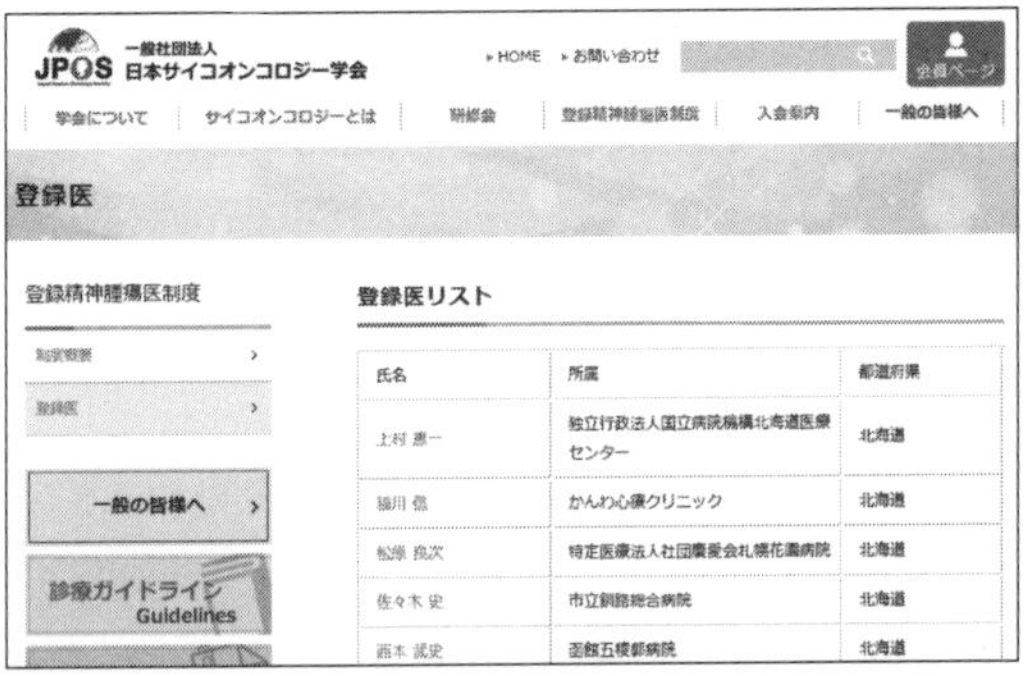

「日本サイコオンコロジー学会」のホームページにある
「登録医リスト」ページ

https://jpos-society.org/（トップページ）

サイコオンコロジー（Psycho-Oncology）とは、「心」の研究を行う精神医学・心理学を意味するサイコロジー（Psychology）と、「がん」の研究をするオンコロジー（腫瘍学、Oncology）を組み合わせた造語です。「精神腫瘍学」と訳され、1980年代に確立した新しい学問です。

トップページを開き、上にある「登録精神腫瘍医制度」の文字にアイコンを重ねるとメニューが現れます。「登録医」をクリックしてください。会員登録している全国の精神腫瘍医のリストが表示されます。

相談

◉子宮摘出を、夫にどう伝えたらよいのかわからない

30歳で子宮がんと診断され、
子宮を摘出する必要があると言われました。
子どもを授かることを楽しみにしていたのに
夫に申し訳ない気持ちでいっぱいです。
どう伝えればよいのでしょうか。

子宮を喪失する悲しみを感じながらも、ご自身よりもご主人のお気持ちのことを心配していらっしゃるのですね。「申し訳ない」という言葉から、がんになったご自身を責めておられることを想像しました。

――はい、悲しくて仕方がありませんし、自分を責める気持ちもあります。夫はいつか生まれてくる子どもの名前を考えていたくらいですから。

お子さんがいる未来をおふたりで切望されていて、それが失われたと感じておられるのですから、悲しくて仕方がないのは当然ですね。

しかし、少なくとも子宮がんになったことに関して、あなたに罪はないということをお伝えしたいと思います。がんになった方の多くが、「今までの自分の生活のどこかが悪かったはずだ」と問題探しをされますが、それは傷ついている自分を自分自身で鞭打つようなものです。いわゆる健康的な生活を心がけてもがんになる方もいれば、健康に気をつかわなくても健康でいられる方もいます。

ですから、自分を傷つけるのはもうやめて、今までご主人と一緒に頑張ってきたご自身、がんになって苦しい中でも周囲の人の気持ちを考えているご自身をいたわってください。いたわるだけではなく、今まで歩んできた道のりについて、ご自身を褒めていただきたいと、私は心から思います。

――そう言っていただいて、少しほっとしました。でも、夫に伝えるのはやはり気が重いです。

ご主人の気持ちを慮《おもんぱか》れば慮るほど気が重いでしょうし、ご主人の反応を心配されるのも当然だと思います。しかし、あなたが子宮がんになられたことは、ご夫婦おふたりで向き合わなければいけない課題とも言えます。伝えないで済むことではないのですから、勇気を出して、なるべく早く事実を伝えましょう。

――具体的にはどのように切り出せばよいでしょうか。

ご主人に明らかにゆとりがないように見えるときは避けるといいですね。そうでないタイミングを見計らい、「今日は大切な話がある。びっくりしないで聴いてほしい」という前置きをしてから切り出されてはいかがでしょう。そうすれば、ご主人は重大な話を聴く気持ちの準備をしてくれるはずです。そして、事実を隠さず伝えたうえで、正直なあなたの気持ちも伝えましょう。「私たちの願いであった子どもを産めなくなってしまうことはとても残念で悲しい。あなたにも申し訳ないと思っている」と言葉にされると、思いはまっすぐ届くはずです。

――だといいのですが、冷たい反応だったら……と思うと怖いのです。

もしそうだとしたら、あなたはさらなる傷つきを経験することになるので非常につらいことですね。しかし、敢えて踏み込んで申し上げると、真実に早く気付く機会になったとも言えます。

仮に、今回のことをきっかけにご主人との関係が途絶えてしまうのであれば、ご主人はあなた自身ではなく、あなたの「子どもが産める」という条件を大切にしていると言えます。だとすると、もしあなたが、がんにならずに子どもができた人生をともに歩んだとしても、ご主人との関係に幸せを感じられるのでしょうか。感じられないのかもしれません。

悪い想定の話が長くなりましたが、あなたが選ばれたご主人ですから、きっと温かく受け止めてくれるのではないかと私は思います。

相談

◉5年生存率は50%と言われて、どうしても気分が落ち込む

5年生存率50%と宣告されました。
50%も可能性がある、
とポジティブに考えるべきなのですが、
どうしても
「自分は、あと5年生きられないのか……」
とネガティブな方向に考えてしまいます。

――何とかいい方向に捉えたいのですが、ひとりになるとどうしても負の方向に気持ちが向かってしまいます。

5年生存率50％と言われたことに対して、「あと5年、生きられないのではないか」と心配するのも当然の心の動きだと思います。無理にポジティブに考える必要はありません。そういう心配に蓋をして無理に明るく振舞おうとすると、どうしても心に負担がかかります。

――「病は気から」という言葉がありますよね。前向きに捉えていくことができれば、がんの進行も変わっていくのではないかと思うのですが。

実はたくさんの科学的な研究から、「病は気から」という言葉には根拠が乏しいことがわかっています。私の友人である埼玉県立大学の中谷直樹先生は、心の在り方ががんに与える影響を研究する権威ですが、彼が取り組んだ、宮城県の住人や国立がん研究センターの患者さんを対象とした大規模な疫学調査において、気持ちの在り方はがんの発症や治療成果とは関係しないことを明らかにしています。

ですから、ご自分の気持ちをあるがままで認めてあげることが重要です。今は明るく前向きに病気に向き合っておられるように見える方も、みなさん、そのような悩みに満ちた時期を経て、どこかのタイミングで気持ちに折り合いをつけられるようになってこられたのです。がんの告知直後は泣きじゃくっていた方が、その後、病気と向き合っておられるご様子を見るにつけ、私は人の心のしなやかさ（レジリエンス）を感じます。

――今は、気持ちが晴れなくてもいい、と自分を許してあげてもいいのですね。でも、周りの人が、「絶対、大丈夫だ」とか、「俺がついているから大丈夫だ！」などと励ましてくれると、その言葉がかえって、しんどかったりします。

そうですね。そう言われてしまうと悲しい顔もできないですし、明るく振舞わなければならないようなプレッシャーを感じてしまうでしょうね。

でも、そのような言葉をやたらとかけてこられる方は、もしかしたらあなたに対してどのように振舞ったらよいかわからず、戸惑っているのかもしれません。今は相手に気をつかっている場合でもないでしょうから、「今はそっとしておいてほしい」と直球で伝えてもよいと思いますし、あるいは「あぁ、この人も不安なのだな」と考えて、表面的にだけ言葉を合わせ、流す、やり過ごす、という方法もあるかもしれません。それは決していけないことではないのです。

相談

◉セカンドオピニオンを受けたいが、主治医に言い出しにくい

咽頭がんで手術を勧められました。
しかし、後遺症（声が出なくなる）を考えると、
ほかの治療法はないかと藁にもすがる思いです。
主治医は親身になってくれています。
念のためセカンドオピニオンを受けたいのですが、
主治医の気持ちを逆なでしたくはありません。

親身になってくれる主治医がおられるとのこと、よかったですね。一方で、声を失うことはとても簡単には受け入れられないと思います。これからの人生を考えると、今は納得のいく選択をされることがとても大事だと思います。声が出なくなったとき、「つらいことだけど、これが最良の選択だったのだ」と思えれば、失声との向き合い方も変わってくると思うのです。

「もしも、あのときセカンドオピニオンを受けていたら、こんなことにはならなかったかもしれない」といった後悔が残らないようにしていただきたいです。

そのためには治療の選択肢について、それぞれのメリット・デメリットを十分に理解したうえで結論を出していただきたいですし、セカンドオピニオンを受けて、別の医師の意見を聞いてみることも役に立つと思います。

――ただ、主治医がいい方なので、セカンドオピニオンを探すことすら、なんとも申し訳なく思ってしまうのです。

このような状況の中、担当医の気持ちのことまで配慮されるあなたのお人柄に、思いを馳せました。しかし、治療を受け、その結果と向き合うのはあなたなのですから、まずはご自身の気持ちを最優先していただきたいと思います。もし私が主治医でしたら、私に気をつかって、ご自分の気持ちを押し込めておられるとしたら逆に心苦しいですし、その主治医も同じ思いなのではないかと想像します。なので、セカンドオピニオンに快く送り出してくれるはずです。

また、「セカンドオピニオンを希望すること」は、「主治医を信頼していない」という意味ではありません。がん医療においては、患者さんにとって納得がいく治療を選択するプロセスとして、セカンドオピニオンを受けることを積極的に推奨していますので、心配にはあたらないと思います。

――どういう切り出し方をすればよいでしょうか?

次のようにお願いするとよいかもしれません。「先生のことはとても信頼しております。ただ、声が出なくなるということは自分にとって大きい問題なので、納得して治療を受けるためにも、ほかの医師の意見も参考までに聞いておきたいのです」などはいかがでしょう。

――なるほど。思い切って伝えてみます！

ほかにも、ご自身のご経験をこんなふうに話してくれた体験者の方がいらっしゃいました。具体的には、「親戚がセカンドオピニオンをお願いしろ、と言ってきかないんです。その親戚が心配してくれる気持ちを鎮めるために、ほかの先生の診察も受けてみたいのです」と伝えられたそうです。親戚には悪いが、少し悪者の役をやってもらったとおっしゃっていました。セカンドオピニオンを受けることに対して医師に遠慮する必要はないと思いますが、どうしても伝えづらいときは、こんなふうに言ってみるのも一案かもしれませんね。

相談

◉がんの宣告を受け、「何がいけなかったのか」と自分を責めてしまう

30歳で肺がんとの診断を受けました。「自分の何がいけなかったのか」「何の罰がくだったのか」と自分を責めてしまいます。

――どうして、この若さで自分が……。との思いは消えません。健康には気をつかい、真面目に生きてきたつもりです。

健康に気をつかっていたのに30歳で肺がんになるとは、これっぽっちも想定されていなかったことでしょう。あなたにとってこの現実は不可解だし、納得がいきませんよね。

――前を向こうと思うのですが、過去を振り返ってどうしても足が止まり、気持ちがマイナスな方向にいってしまうのです。「自分の何が悪かったのか?」「何かの罰がくだったのか?」と考えますが、答えは見つかりません。

不可解な現実の理由を知って納得したいという思いから、自分に何か落ち度があったに違いないと、過去を振り返られるのですね。

仏教用語で〝因果応報〟という言葉があります。平たく言うと「お天道様は見ている」ということで、良い行いをすれば良い結果を、悪い行いには悪い結果をもたらすということです。非科学的ですが、私たちは無意識のうちにこの因果応報を信じているのです。しかし実際の現実はそうではなくて、健康に気をつけている善良な方でもがんになることもありますし、不健康な生活をしている悪人でも病気にならずに大手を振って生きていることはあると思います。

――そうなんですね。世の中は理不尽ですね……。

そうかもしれません。なので、あなたががんになったことの原因を探して過去の過ちを振り返ったとしても、そこに答えはありません。がんの告知を受けて苦しんでいるご自身をさらに鞭打つようなことは、ぜひやめていただきたいと思います。

――でも、自分の過去、これまで生きてきた「頑張り」を否定されたような気分になります。そして、これから先の人生もうまくいかないんじゃないか、と思ってしまいます。

今まで頑張ってこられたのですね。どういうふうに頑張ってこられたのか、ぜひ教えていただけませんか。

――そんな特別なものではありません。でも、私なりに真面目に生きてきたつもりです。今までは苦労が多かったけど、いつかは報われると思っていました。なのに……。

誠実に生きてこられたのですね。そして、そのことは報われると信じていた。だから悔しくてしょうがないのですね。

――そうです。

だとしたら、不公平な世の中に対するあなたの怒りが鎮まるには時間がかかるかもしれませんし、そのあとには、描いていた未来を失った悲しみが押し寄せるかもしれません。そんな今のあなたに寄り添ってくれる方はいますか?

――両親です。心配をかけて申し訳ないですが、その優しさには涙が出そうです。

それはよかったです。ここは遠慮せず、甘えたらよいのではないでしょうか。ご両親もそのことを望んでおられるでしょう。また、ご両親に話しにくいことであれば、全国に400以上あるがん診療連携拠点病院などの「がん相談支援センター」や精神腫瘍科などを利用して、医療者に話していただくこともできます。

――はい。

時間はかかるでしょうが、あなたの怒りや悲しみは少しずつ弱まっていくでしょう。それとともに、「がんになったことは想定外だったが、これからの人生をどう生きようか?」という問いに、向き合いだされるはずです。

相談

◉子どもをおいて死ななければならない。その現実がつらい

がんが全身に転移していて完治はできない、
と宣告されました。
息子はまだ中学3年生で
私はシングルマザーです。
さまざまな現実があまりに苦しいです。

――がんの宣告だけでもショックなのに、完治の見込みはない、とまで言われてしまいました……。まだ、どこかに完治する方法はないのか？　と思ってしまいます。

お子様の将来を考えれば考えるほどその事実は受け入れ難く、気持ちの整理がつかない、そして「どこかに完治する方法はないのか？」と、医師の言葉を認めたくないという気持ちが湧いてこられるのは、無理もないことだと思います。

――息子が小学校3年生のときに夫と離婚しましたが、息子は「僕は大丈夫だよ」と言って健気に頑張ってくれていました。この病気がわかってからはますますそうでした。今は実家に預けているのですが、さみしいとも言わず、実家の母は「本当にいい子にしているよ」と言います。息子には苦労ばかりかけてきたので絶対病気を治そうと思っていたのに……。息子に申し訳ない気持ちでいっぱいです。

息子さんに感謝される一方で、ご自身のことを責めておられるのですね。詳しいことは存じませんが、離婚という簡単ではない決断をされたのは、きっとやむをえないご事情があったのではないかと思います。そのことを息子さんはわかっておられたから、頑張ってくれたのではないでしょうか。

――そうでしょうか……。

がんになってからも息子さんのために病気を治そうと頑張ってこられたのですよね。子育て、仕事、治療すべてに取り組むことは並大抵のご苦労ではなかったかと思います。やり場のない怒りがご自身に向かっているのかもしれませんが、これからもたくさんのことに取り組んでいかなければならないですし、どうぞ、ご自分の心を痛めつけるのはやめてください。

――ありがとうございます。息子にはこのことをどう話したらよいのでしょうか?

息子さんを悲しませたくないというお気持ちも痛いほどわかりますが、いつかはわかってしまうことです。また、中学3年生でしたらひとりの大人として息子さんと向き合われるとよいでしょうし、息子さんも「自分を信頼して隠さずに話してほしい」と思っているように想像します。ですから、病気が治らないこと、いつかはお別れしなければならないことを、息子さんの気持ちを確かめながらお伝えになるとよいと思います。

――息子に伝えるのはつらいけど、どこかで話さなければならないですね。そのうえで私ができることは何でしょうか。

それだけ息子さんのことを思っておられるのですから、既にあなたのお気持ちは息子さんに伝わっているのではないかと思います。しかし、そのことをきちんと言葉にすることも大切です。息子さんが頑張っていることへの感謝や、どうしてもつらいのであれば弱音を吐いてもよいのだということ、そして、息子さんのことを愛していることなどを伝えられたらいかがでしょうか? 直接伝える方もいらっしゃいますが、ＬＩＮＥなどで伝えたり、手紙を書かれたりする方もいます。息子さんにとって、「自分はお母さんにとても愛されていた」という記憶は、大きな力になるように思います。

――息子の将来のことも心配になります。

たしかに息子さんは、両親がいないさみしさと向き合わなければならないのかもしれません。しかし、今までの息子さんのご様子をうかがうと、困難と向き合って頑張る力も持っておられるように思います。あくまでも一般論ですが、大人が思う以上に子どもは強かったりしますし、困難と向き合うことは、我慢強さや優しさを育むという側面もあるでしょう。息子さんがお母さんに愛されてきたことを胸に、祖父母に見守られながら、成長していかれることを願います。

ひと言アドバイス

小冊子「だれも分かってくれない」

お子さんに、ご自身の病状をどのように伝えるかについては、迷われることも多いと思います。そこで、参考になると思われる小冊子「だれも分かってくれない」をご紹介します。これは製薬会社ノバルティスのホームページからダウンロードできます。

　この冊子には、思春期のお子さんを持つ親に向けて、さまざまなアドバイスが盛り込まれています。親ががんになったことは、子どもにはつらい経験かもしれないけれど、むしろそのことが人生の糧となるように、子どもたちが不安をコントロールし、問題に立ち向かえる力を身につける絶好の機会だと捉えましょうという趣旨で、きめこまかなアドバイスが述べられています。

　「子どもに、病気のことをどこまで話してよいのか」「子どもにとってもつらい時期だから、問題行動があっても大目に見たほうがよいのか」など、親が考えてしまうようなシチュエーションへのQ&Aもありますから、一度、ご覧になってみられることをお勧めします。

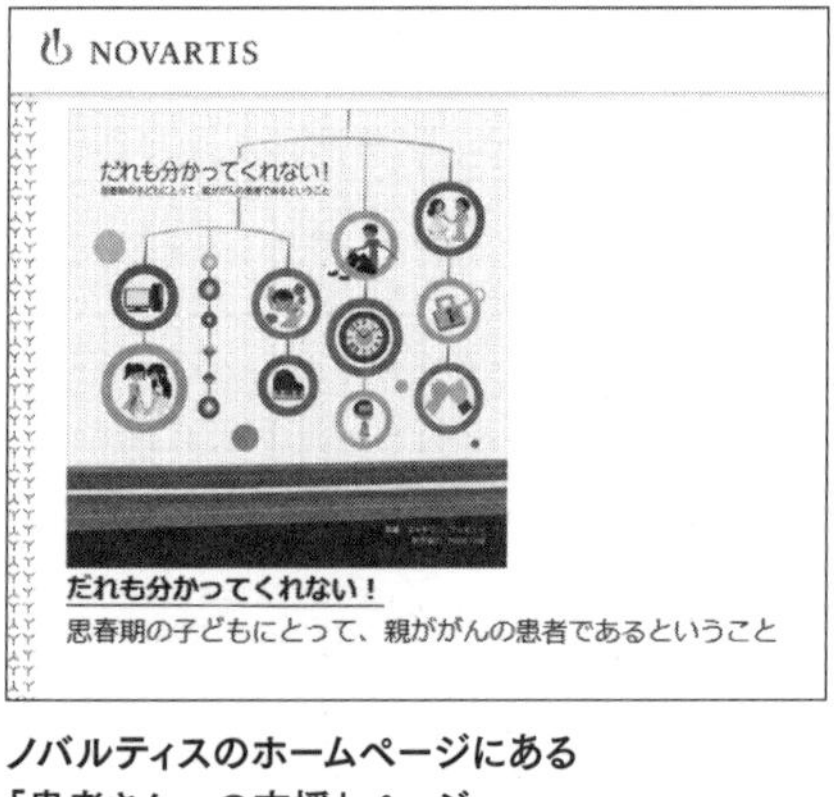

ノバルティスのホームページにある
「患者さんへの支援」ページ
https://www.novartis.co.jp/our-work/support-for-patients
上の画面の「だれも分かってくれない」の文字をクリックすると、小冊子をダウンロードできます。

相談

◉未婚の30代で乳房切除。悲しくて仕方がない

30代未婚です。
生きるためには乳房を切除しなければなりません。
もう結婚はあきらめるしかないのか、
それどころか彼も一生できないのではないか……。
そんなことを考えると
悲しくて悲しくて仕方がありません。

――もし恋をしたとしても、乳房がないことで、好きになった人も離れていってしまうのではないかと、今から思ってしまうのです。

大切な乳房を失うことの悲しみが伝わってきます。また、そのことで好きな人が離れていってしまったり、将来の希望を失ってしまうことを恐れておられるように感じました。乳房を切除しなければならない悲しみのあまり、悲観的になっておられるのだと思います。

――乳がんの治療によって、子どもが産めなくなってしまいますか？

化学療法やホルモン療法、放射線治療は妊孕性《にんようせい》（妊娠のしやすさ）を低下させますが、それでも子どもを産んでおられる方はたくさんいらっしゃいます。また、最近は妊孕性を温存するための取り組みが盛んになってきました。もしご興味があれば、「日本がん・生殖医療学会」のホームページを参照してみてください。

――そうなんですね。そこはひとつ希望が持てました。でも、女性として大切なものを失うことは、やはりつらいのです。自分の価値がなくなってしまうような……。

大切なものを失う怖さがそうさせるのでしょうけれど、自分の価値がなくなると思うのはつらいですね。しかし、人間はひとりひとりが、かけがえのない存在だと思います。たとえ乳房を失ったとしても、決してあなたの価値がなくなるとは、私は思わないのですが。

――そうでしょうか。もともと美人でもない私が、さらに乳房を失ったら誰にも見向きもされないような気がします。

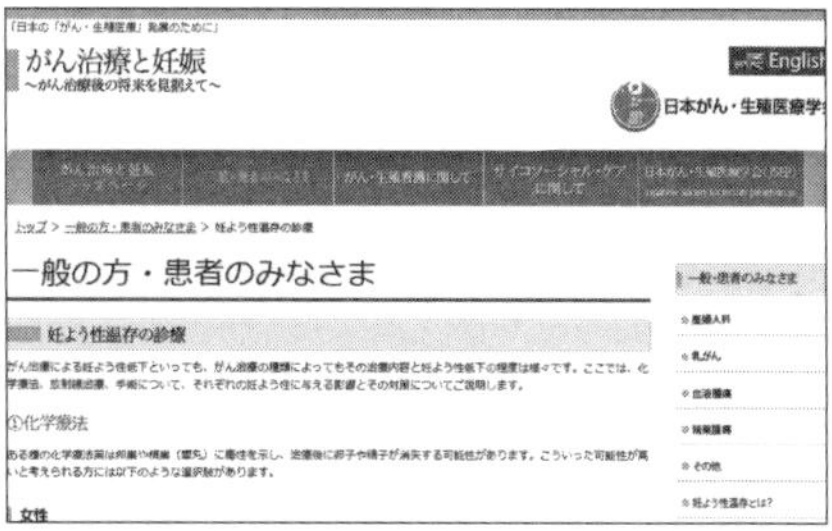

「日本がん・生殖医療学会」のホームページ

http://www.j-sfp.org/public_patient/fertility_practice.html

「妊よう性温存の診療」というページには、化学療法、放射線治療、手術、それぞれの妊孕性に与える影響、その対策が紹介されています。

深い悲しみの中にいらっしゃる今のあなたには、励ましの言葉はあまり届かないのかもしれません。しかし、あえてもう少しだけお伝えしておきます。

個人的には、結婚して子どもをつくることが、幸せになるために必ず必要な条件だとは思いませんが、乳房を切除した方で幸せな結婚をしておられる方をたくさん存じ上げております。

――自分がそうなれるとはまだ思えませんが……。

そうなるためのヒントをお伝えしておきますね。ほとんどの人は、とりえもあれば欠点もありますが、人が幸せを感じられるかどうかを決める大きな要素がひとつあります。それは、「欠点だらけだけど、自分なりに頑張ればいいんだ」と、欠点がある自分を許せること、自分を肯定できることです。

――自分を許す？　自分を肯定する？

はい。もしよろしければ、今までの出来事や関わった方たちのことを少し振り返ってみられませんか？　もちろん、あなたにもうまくいかなかったこと、失敗したことがたくさんあったかもしれません。頑張ってこられたこともあったでしょう。あなたのことを大切にしてくれた方もいらっしゃると思います。

そんなあなたが、今は乳房を失わなければならないことに傷つき、悲しんでおられるわけです。ぜひ、次のような言葉をご自身にかけていただければと思います。

「今まで私なりに頑張ってきたよね。おっぱいを失うのはつらすぎるよね。しばらく立ち尽くしてしまうかもしれないけど、それは無理もないことだよね。今はとにかく治療に専念しよう。少し時間がかかるかもしれないけど、また歩き出そうと思うときがきっとくるよ」と。

相談

◉妊娠中の妻に、私のがん宣告をどう伝えればいいのか

妻が初めての子を妊娠中です。
それなのに、私は大腸がんと診断され、
肝臓にも複数の転移が見つかって、
完治はできないと言われました。
ただでさえ妻には心配をかけたくない時期です。
がんの宣告は、まだ妻に伝えていません……。

――私は両親に温かく育てられました。なので、私も温かい家庭をつくりたかったのです。不妊治療をしてやっと授かった子どもなのに、最悪の場合、我が子の顔を見ることすら叶《かな》わないかもしれないのです。

やっと授かった命、お子さんの誕生をどれほど楽しみにされてきたか……。あなたの悲しみや悔しさを想像しました。

――まだ安定期に入っていないのですが、妻にはどう伝えたらよいのでしょうか。妻の身体に負担をかけたくないのです。

たしかに、できれば負担をかけたくない時期ですね。ただ、これから治療を受けられるわけですから、隠し続けることも難しいでしょう。もしも隠そうとされたら、奥様が疑心暗鬼になられて、そのほうがストレスが大きくなるように思います。あなたが病気になられて、これからの人生をどう描くかは、奥様にとっても大きな問題です。そういう意味でもきちんと伝えられたほうがよいと思います。

――そうですか……。やはり伝えざるをえないですかね。でも、どういうふうに伝えたらよいのでしょうか。

病気の状況は、肝臓の転移のことも含め正直に伝えたほうがよいと思います。そのうえで、奥様もまだ体調が思わしくないでしょうから、奥様に何をしてほしいかということを明確にされるとよいでしょう。「治療については自分ひとりで向き合えると思う。なので、あなたは自分の体調管理に専念してほしい。ただ、〇〇だけ手伝ってほしい」とか。

――なるほどそうですね。治療については両親にサポートをお願いしながら妻の負担にならないように対処したいです。

それと……。こんなことを考える自分が怖くもあるのですが、私はあと数年の命なのではないかと思うと、そもそも子どもを産むことが、妻やおなかの子にとって正しいことなのかと思ってしまいます……。

温かい家庭を夢見ていたあなたにとって、考えるだけでも息苦しくなるようなことですね。奥様、お子さんのことを思う気持ちが、そこまで思い至らせるわけなのですね。

――そうなんです……（涙）。こんな病気になってしまって、本当に悔しい。でも、これからのことをきちんと考えなければと思います。とはいえ、どうしたらよいのでしょうか。

このような状況の中で、奥様やおなかのお子さんのことをきちんと考えようとされているあなたは本当にすごいと思います。

病気のことを伝える際のアドバイスをさせていただくと、事実を知った奥様もきっと大きなショックを受けられると思いますので、できれば、まずはその気持ちを思いやる言葉をかけられるとよいでしょう。

そして、奥様の感情が落ち着いてきたら、「家族3人にとって何が最善なのか、一緒に考えよう」という具合に、これからのことを考えましょう。

これからどうするかの答えは、奥様とお互いの気持ちを包み隠さず共有する過程で自然と決まっていくことだと思います。包み隠さずという意味では、先ほどの言葉、「こんなことを思う自分が怖くもあるが、あなたやおなかの子どもの将来を第一に考えた場合、子どもを産むことが正しいことなのだろうか？　と考えてしまう」ということも、そのまま奥様に伝えてみられたらよいように思います。

――今までに、幼い子どもを残して逝かれる方は、どんなことをされていましたか？

お子さんの誕生日に、毎年メッセージを渡してもらえるように、ビデオレターなどを用意される方もいらっしゃいましたし、10歳（ハーフ成人式）や20歳などの節目節目に向けて手紙を書かれる方もいました。そういう方に用いていただけるようにと、私の友人が作成した『だいすきなあなたへ』というノートもあります。つらい作業ですが、「お父さんのことは直接の記憶にないけれど、こんなにも自分を想ってくれていたんだ」ということが、お子さんの力になると思います。

ひと言アドバイス

『だいすきなあなたへ　おやこでいっしょに　てづくりノート』

本書は患者さんの声から生まれた、親子で一緒につくる「手作りノート」です。

国立がん研究センター中央病院緩和医療科に勤務するホスピタルプレイスタッフの小嶋リベカさんは、あるがん患者さんが、「子どもに寂しい思いをさせてしまい、入院しているとき、ダメな親だなって思うんです」とおっしゃるのを聞きました。お子さんのことを大事に思えば思うほど、お母さんはご自分のことを責めてしまうのです。

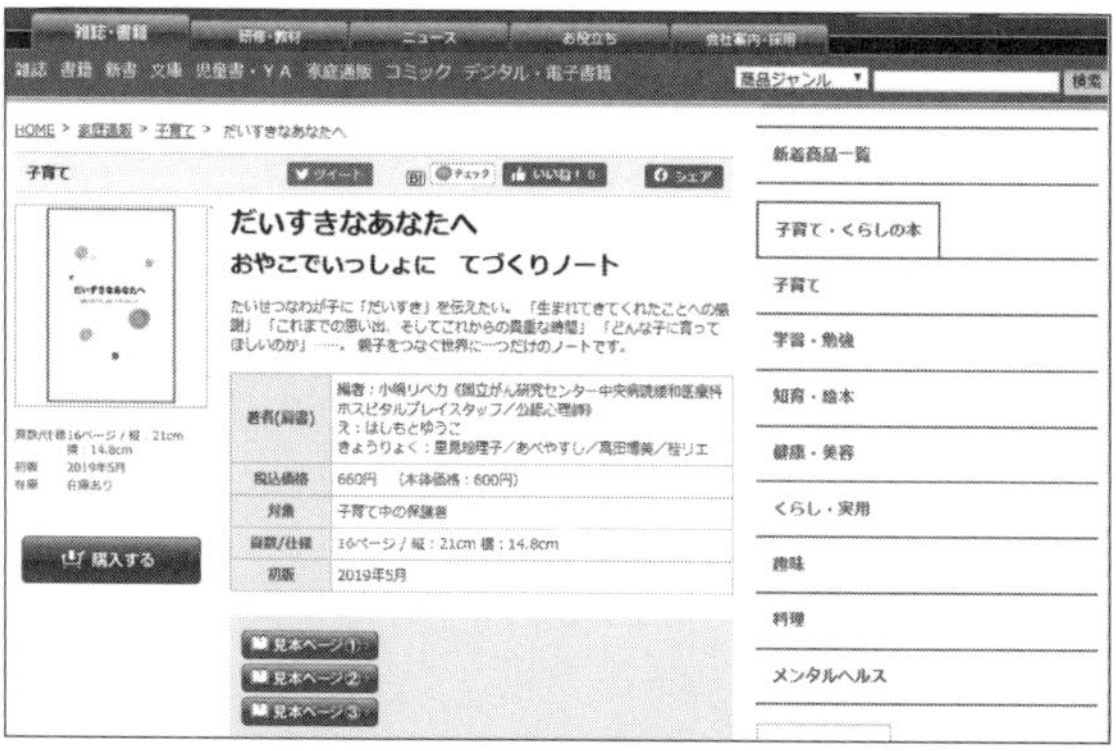

『だいすきなあなたへ　おやこでいっしょに　てづくりノート』
編者：小嶋リベカ、絵：はしもとゆうこ、本体価格600円（税別）、PHP研究所
https://www.php.co.jp/family/detail.php?id=84460

そのお気持ちを軽くする方法はないかと思い、このノートを考えたそうです。

付属のシールを親子で一緒に貼ったり、メッセージを書き込んだりすることで、病気であってもなくても、変わらない「だいすき」の想いを、親子で伝え合うことができます。ご家族の心をつなぐノートとして、お勧めしたいと思います。

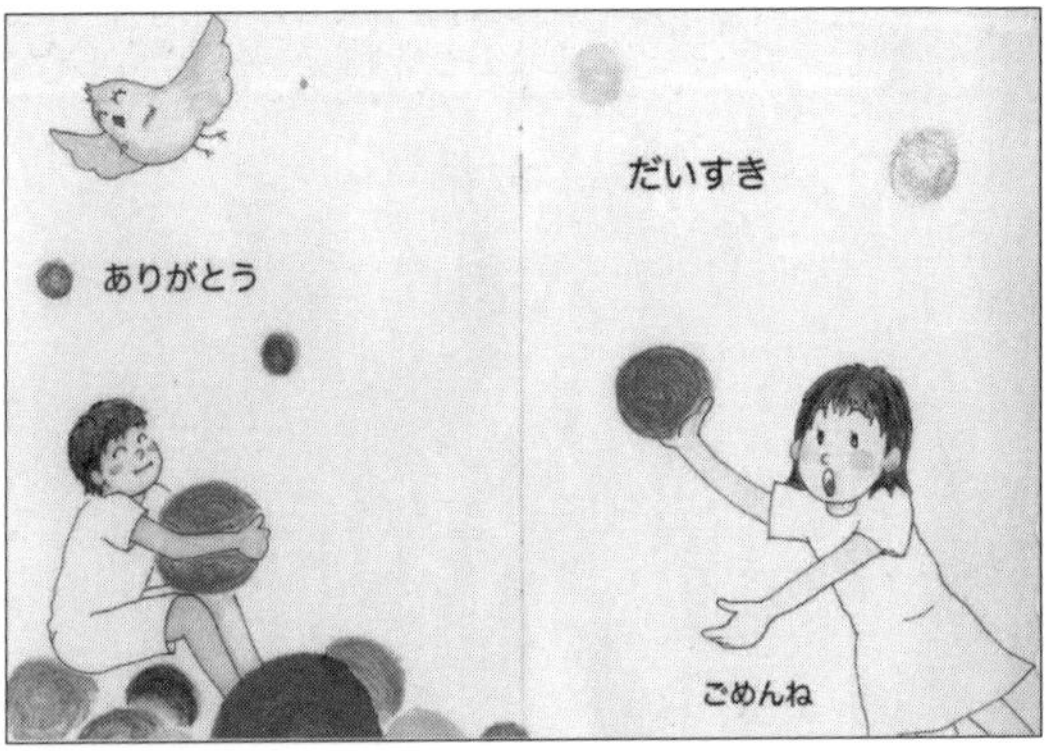

『だいすきなあなたへ　おやこでいっしょに　てづくりノート』より

相談

◉妻が私の治療法をどんどん決めていくが、自分の気持ちが追いつかない

がんの告知を受けて
妻に伝えてからというもの、
治療に向けた妻のスピード感に
ついていけません。
本当は自分でゆっくり考え、
進めていきたいのですが。

――妻は親族中から情報を集め、私の意思に関係なく、治療先機関や治療法をどんどん決めようとします。私はじっくり時間をかけて、後悔なく判断していきたいのですが……。

奥様もどうしてよいかわからず、焦っておられるのかもしれませんね。ただ、このままだと、だんだんとご自身のお気持ちが苦しくなっていかれますね。

――よかれと思ってやってくれているだけに、真っ向から否定もできず、苦しいのです。

どうするかということを決める前に、「お互いの気持ちを理解し合う」ことがまずは大切ではありませんか？　奥様はご主人の気持ちに気づいておられない。一方で、ご主人も奥様の気持ちを測りかねている。

たとえば、奥様へのねぎらいの言葉も添えて、ご自身のお気持ちを伝えられてはいかがでしょうか？　「ありがとう」「一生懸命にやってくれていることにとても感謝している」と前置きをされたうえで、「自分の気持ちを理解してもらいたいと思うので、少し話を聴いてくれないか」と。そして、時間をかけてじっくり判断したいことを、その理由を添えてまっすぐお話しされれば、通じるのではないでしょうか？

――「自分のペースでやらせてほしい」と言えないのは、普段からの夫婦関係も同じかもしれませんね（笑）。

そうなのですね（笑）。ピンチのときは普段の関係性がより顕著に現れますから。でも、もしかしたら、今までの夫婦関係を見直すきっかけになるかもしれませんよ。病気とどう向き合うかはご夫婦おふたりの課題ですが、治療を受けてその結果を第一に引き受けるのはご自身です。先ほど申しましたように、あくまでも否定から先に入るのではなく、感謝の気持ちを伝えてから、後悔のないように治療を考えたいとお話しされてみることをお勧めします。うまくいくことを祈っております。

相談

◉がんであることを職場に隠して治療したい

職場で管理職昇進直前のところまできて、
まさかのがん宣告。
手術と抗がん剤治療をしなくてはなりません。
ライバルに先を越されてしまうと
考えるだけでやりきれません。
勤務先に伝えずに済む方法はないものでしょうか。

――できれば、がんになったことを会社に知られたくないのです。

例えば、ごく早期の胃がんなどであれば、有給を数日とって内視鏡手術を終える、というのはできなくはないかもしれません。ですが、あなたの場合は抗がん剤治療も続きますので、勤務先に伝えずに済ませるというのは現実的には難しいでしょう。むしろ伝えないデメリットのほうが大きいでしょうから、あなたからの相談へのお答えとしては、残念ながら会社に伝えずに済ます方法はないでしょう、というものになります。

酷かもしれませんが、あなたの現在の課題は、状況と向き合い、一刻も早く上司に相談することかと思います。

――やはりそうですか……。これまで取り組んできたプロジェクトに携われなくなります。その悔しさも大きいですが、自分がとるはずだった指揮をほかの人がやることに、嫉妬心も湧いてきます。

会社でライバルとしのぎを削って生きてこられたのですね。大変だったでしょうし、そのような向上心があって、今がおありなのだと思います。そして、今回のがんの体験で、大きくつまずいたと感じておられるのでしょう。今まで大切にしてきたことを失うという意味で、酷な言い方ですが、今回は大きな悲しみや絶望感と向き合わざるをえないかもしれません。

――毎朝、起きるたびに、この現実が夢であればいいのに、と思います。どうしたらこの気持ちが楽になるのでしょうか。

大きな喪失と向き合われているのですから、おっしゃるような苦しみは簡単には消えないのかもしれません。しかし、敢えて気持ちが楽になるためのヒントを申し上げると、このご経験は、ご自身の視野を広げるチャンスにもなるということです。

――チャンス？　どうしてでしょうか。

他者をライバル視して闘い続けるという生き方は、必ずどこかで行き詰まるものだと思います。ほとんどの人はどこかで仕事上の挫折を経験し、そのときには他人と闘うという生き方の虚しさを知り、出世が第一という価値観を変えないと幸せになれません。また、もし運良くあなたが最後まで勝ち続けたとして、退職したときには孤独感が残るのかもしれません。

幸せになることに影響する因子として、地位や財産はあまり幸せには影響せず、人との温かいつながりが大切だということも言われています。社会的に高い地位を得た人、例えば政治家や芸能人などの有名人が自殺することもあります。一方で、ごく普通の方で、幸せに暮らしている人はたくさんいらっしゃいます。

今回の体験は、あなたが今までの「勝ち続けるための人生」から、「幸せになるための人生」を歩むきっかけになるような気がします。

――頭では何となくわかりますが、急にはそうは考えられません……。

はい。先ほど申し上げたことは、悲しみと悔しさでいっぱいのあなたにはまだ実感としては届かない言葉だと思います。しかし、さまざまな方とお会いした私の経験から、未来の予告編として申し上げました。変な言い方かもしれませんが、いずれ景色は変わって見えてくるでしょうから、今は安心して悲しみ、悔しさを味わうという経験をしてみてください。

ひとつの参考意見として聞いていただきたいのですが、少しずつでも何かに目を向けることができるようになってきたら、病気になられたあなたのために力になろうとしてくれる方々のことを、考えられたらよいように思います。もし、感謝の気持ちが湧いてきたとしたら、新たな世界への歩みを始められたのだと私は思います。

相談

◉化学療法ではなく、民間療法で闘いたい

自分が納得のいく治療を
したいと思っています。
私は民間療法で
がんと闘いたいのですが、
間違っていますか？

――化学療法ではなく、自分の治癒力を上げることでがんと闘いたいのです。

これまでたくさんの患者さんとお会いしてきましたが、民間療法だけでがんが治ったという方に、私は一度もお目にかかったことがありません。そして、そういうことを体験した同僚の医師も知りません。あなたがご自身のことを選択されるのは自由なのですが、私は民間療法だけでがんと闘うという選択は、全力で止めたいと思っています。しかし、今までも「やめておいたほうがよい」ということは、いろんな人から言われていると思います。よろしければ、化学療法をはじめとした標準治療を選ばれない理由をうかがわせていただけませんか。

――以前、大切な友人が化学療法を受けていたのですが、みるみる食欲がなくなり、やせ細っていってしまい、あっという間に亡くなりました。あんな治療は受けたいと思わないのです。

そうでしたか。それはあなたにとってもつらい体験だったのでしょうし、化学療法に対して良いイメージを持てないのも無理がないですね。そのときあなたが体験した切なさ、恐怖、無力感などの感情が根底に強くあり、その感情があなたを民間療法に向かわせているのだろうと推測しました。そのときのつらさや、ご自身のがん治療に対するイメージについて、もう少しお話を聴かせていただけませんか。

――友人はとても苦しそうでした。もっと違う治療法があったのでは、と思います。

なるほど。しかし、そのご友人の場合は化学療法が悪いのではなく、がんそのものの勢いが著しく強かったのかもしれませんし、そのおひとりの例が、あなたや、そのほかのすべての方に当てはまるわけでもありません。

受ける受けないは別としても、ご自身が現在、勧められている標準治療のメリットやデメリットについてはご理解いただいたうえで選択されるとよいと思います。

――ですが、主治医は抗がん剤治療をした場合は何パーセントの確率で……と曖昧なことしかおっしゃいません。それに対し、私が受けたいと考えている民間療法は、

〝完治した〟というたくさんの体験者の声があったりします。

標準治療を受けたとしても、その道のりは平たんではないと思われる一方で、民間療法には希望を感じておられるのですね。

民間療法に関しては、誤解を与えるような情報が散見されます。「この〇〇でがんが消えた」というようなものも多々あります。一見、人を惹きつける強いコピーが書かれていたりしますが、その因果関係をきちんと調べていくと、その治療の効果とは言えない、実は疑わしいものがほとんどです。

――疑わしくても「治る」「効く」「消える」という言葉は魅力的で、確率がゼロとは言えないと思います。

希望を持っていたいというお気持ちも、もちろんわからなくはないです。どうしてもとおっしゃるのであれば、標準治療を受けないにせよ、がん難民になってしまわないように、保健医療機関にはつながっておいたほうがよいでしょう。そのうえで、民間療法を併用されてはいかがでしょうか。私から見ると、患者さんやその家族の不安につけこんで高額な費用を請求する民間療法もあります。高額なほうが効くと思いがちですが、大切な財産をなくしてしまうことになりかねません。

ひと言アドバイス

民間療法に向かう人の心理

民間療法に向かわれる方は、がんに罹患したという現実を受け入れられず、そのことを認めたくない、否認したい、という心理的な背景があると言われています。ですから、その人を否定したり、責めたりすることは逆効果になりがちです。まずは標準治療を受けたくないという気持ちは無理がないことだと認めたうえで、民間療法のデメリットを強調するだけでなく、その方が何を恐れているのか、一緒に考えるアプローチが効果を示すことがあります。

この相談者のカウンセリングを行う場合は、友人が亡くなったときのことを掘り下げて考える必要があるように思いました。患者さんによっては、西洋医学に対するご本人独特の考え方（両親が自然食主義者だったなど）が明らかになることもあります。

相談

◉残された時間をどう過ごせばよいのか、途方に暮れてしまう

進行性の肺がんで、５年生存率５％と言われました。
これまで仕事ばかりしてきました。
それも、誰でもできる、
自分の代わりなんていくらでもいる仕事です。
結婚もしていないので高齢の母とふたり暮らしです。
今、私は55歳ですが、
このような状態になってただただ焦っています。
残りの時間を悔いのないように生き切りたいのですが…。

――たくさんの患者さんと接してこられた先生だからこそ、より良く生き切るヒントなどがあれば教えていただけないでしょうか。

〝生き切る〟ということがどういうことかという議論をし出すと終わりがなさそうですね。しかし、あなたが今のお仕事を「代わりなんていくらでもいる」と強く感じておられること、結婚をしていないことに焦りを感じておられることが伝わってきました。

ところで、そのお仕事を選んでこられたのはどうしてですか？　選んだ理由がおありだったのではないでしょうか。

――理由ですか？　そんなことは考えたこともありませんでした。何となく職場で過ごしてきたら、今になっていたように思います。良い人と思われていて、他人に頼まれたら断れない性格です。

お母さまと同居されているのは？

――父が5年前に亡くなってから、心配で母を放っておくわけにもいかず、一緒に暮らすことになったのです。それからは結婚など考えられず、仕事と母の介護で、息をつく暇もありませんでした。

親孝行ですね。あなたは周りの方のことをとても大切にして生きてこられたように思います。お母さんや、亡くなったお父さんは、間違いなくあなたの存在に救われていたでしょうし、あなたの存在に支えられていたでしょう。会社はあなたが献身的に尽くすことで支えられていたでしょう。そういう意味で、あなたの人生が取るに足らないとは、私は決して思いません。

――しかし、どこか虚しいんです。

あなたが今までの人生に充実感を持てないのは、自分で自分のことを「取るに足らない存在」と思っておられることが大きいように思います。また、自分のことをちっぽけな存在だと思っておられるので、自分の気持ちよりも周りの人のことを優先して、したくもない我慢、報われない我慢をされてきたからのように思います。そうであれば、人生のタイムリミットを意識して、「今の生き方を続けるのは嫌だ」という思いが生まれたのは、これまでとは違う生き方を見出すチャンスかもしれません。

――なるほど……。そうかもしれませんが、私はいったい、どうしたらよいのでしょうか。

まずは、「こんな自分は取るに足らない」と言って、自分を縛り苦しめているもうひとりの自分を何とかしましょう。どうしてそんなもうひとりの自分ができあがったのかについて、考えてみていただきたいと思います。そのもうひとりの自分には、「しばらくそっとしておいてほしい」と伝えられるといいですね。

そして、今まで周りの人の気持ちを大切に頑張って生きてきた自分を、「今までよく我慢してきたね」と、ご自身でいたわり、褒めてあげてほしいと思います。

――ありがとうございます。

勇気を出して、仕事も介護も全部ゼロベースで考えてみませんか。そしてこの先、長くないいかもしれない自分の人生をどう生きたいか、胸に手を当てて自分の気持ちを聴いてみてください。

いろんな人が頼ってこられると思いますが、今までほかの人のために尽くしてこられたのですから、これからは、お仕事では自分のことを少し優先させてもらってもよいのではないでしょうか。

お母さんのことも、自分がいなくてもお母さんがやっていける体制を考える必要がありますね。そして、「母を放っておくことは、人としてやってはいけないことだから（＝must）」介護をするではなくて、「母の介護は自分にとって一番大切なことだから（＝want）」介護をするのか、で考えられるといいですね。

――自分が何をしたいか？　これまでそんなことをずっと考えずにきたので、よくわかりません。

すぐには「自分はこれをしたいんだ（＝want）」という明確な答えは出てこな

いかもしれませんが、焦ることはありません。まずはmust《マスト》の呪縛をやめていくと、自然と「あれがしたいなあ」「これもしたいなあ」という気持ちが湧いてくるのではないでしょうか。

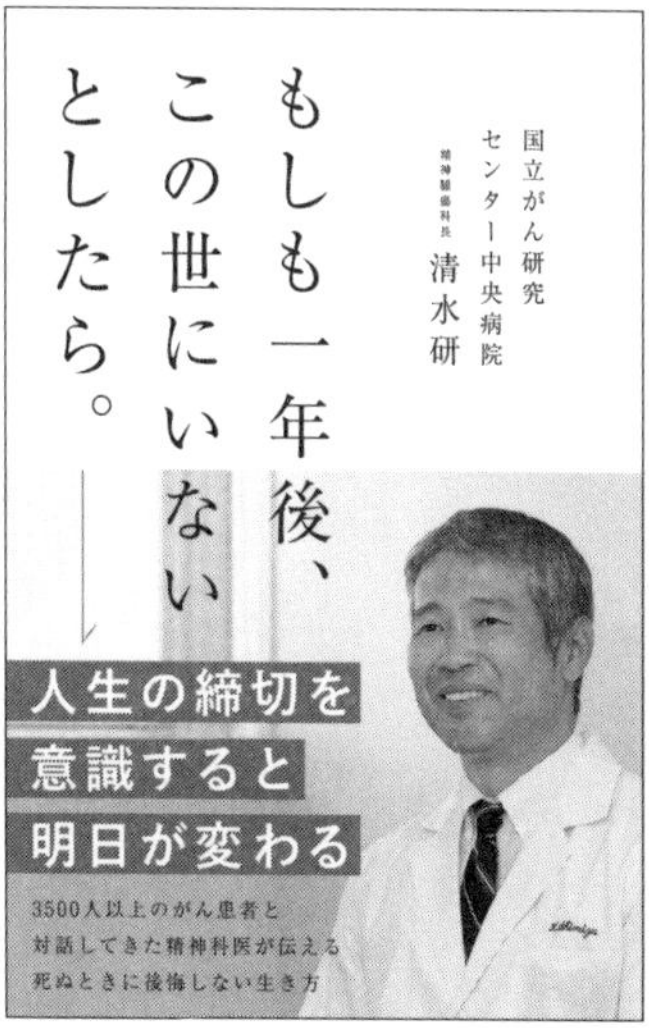

もしも一年後、この世にいないとしたら。
国立がん研究センター中央病院
清水研
人生の締切を意識すると明日が変わる
3500人以上のがん患者と対話してきた精神科医が伝える死ぬときに後悔しない生き方

『もしも一年後、この世にいないとしたら。』
文響社　本体980円（税別）
限りある時間を、mustの呪縛から離れてwantに従ってどう生きるかについては、拙著が参考になるかもしれません。もしご興味があれば、ご覧になってみてください。

相談

◉死ぬのが怖い。夜中に目覚めたりすると、とても苦しい

先生、死ぬのが怖いのです。
まだ明るい時間帯はよいのです。
60歳を過ぎ、
いい歳をして恥ずかしいのですが、
真夜中に目が覚めて
泣き出しそうになります。

――まさか告知を受けて、自分がこんなふうになるとは思いませんでした。

死の恐怖を感じ、うろたえているご自身に戸惑っておられるようですね。60歳を過ぎてとおっしゃいましたが、歳を重ねた方でも、当然、死の恐怖は感じます。何歳になっても死は未経験のことであり、恐怖を感じることが恥ずかしいと思われる必要はないと思います。

――死ぬのが怖いと思うのは、当たり前のことなんですか？

はい。人間には動物と同様に生存本能があります。自らの死を予感させるものには強い恐怖を感じるように、そもそもできています。ただ、どうして自分が死ぬのが怖いのか、そこを考えて整理していくと、その恐怖というのはやわらいでいきます。

――どうやって整理するのですか？

死に対する恐怖は大きく分けると3つあります。1つ目は、死に至るまでのことへの恐怖です。例えば、がんが進行すると、とんでもない痛みに襲われるのではないか、苦しむのではないか……というような恐怖です。2つ目は、自分がいなくなることによって生じる現実的な問題に対する恐怖です。残していく家族のことや経済的な事情、やり残したこと、愛する人との別れ……。そんなことを考えることから生じる恐怖です。3つ目は、自分自身が消滅すること、死そのものに対する恐怖です。

真夜中に目が覚めて泣かれるときは、どんなことを考えられるのでしょうか？

——たしかに、おっしゃった3つの恐怖で私は苦しんでいるのだと思います。特に1番目と2番目の恐怖が大きいと思います。死ぬまで苦しむのではないかということと、横で眠っている妻や、子どもたちとの別れを考えると深い恐怖に包まれます。

1つ目の痛みに対する恐怖については、現在は緩和治療が発展し、痛みに対するケアが進んでおりますので、いざというときのための緩和治療の情報を得ておくと、気持ちのうえでも備えができます。また、愛する人との別れについては、怖いという感情よりは、切ないという感じではないでしょうか？

――そうですね。そのことについては怖さもありますが、悲しいのかもしれません。

その悲しみはご家族を思う気持ちの裏返しですから、無理に消そうとする必要はないかもしれません。そして、貴重な今をどうするか、家族と一緒の時間をどう過ごすかを考えたらよいのではないでしょうか。

――そうですね。妻や子どもたちと過ごせる大切な時間を、一瞬一瞬を大事にしたいと思います。

ところで、先生、人は死んだらどうなるのでしょうか？

死んだらどうなるのか？ 科学や精神医学が説明できることではないので、私は正直なところ、答えを知りません。いろいろな方の死に対する考えをお聴きすると、魂は不滅で、別の世があると考える人、もう一度、現生に生まれ変わると思う人、死んだら自分が消滅すると考える人など、さまざまです。その人が死後の世界をどう捉えるかによって、現世をどう生きるかという姿勢が異なってくると思います。

――先生はどう思われますか？

私は、「人生は1回きりの旅」だと思っており、死は旅の終着点だと考えています。せっかく旅をする機会をもらったのだから良い旅にしよう、今を大切に生きようと考えています。

――来世がないと思っていても、実はあったりしませんか？

例えば、死んだあとに天国に行けると思っている方もいれば、地獄のようなところに行ってしまったら……と心配される方もいらっしゃいます。では、魂は不滅であると仮定した場合、私たちの魂は生まれる前はどうだったのでしょうか。「私の魂は過去にひどい思いをしたという記憶を、少なくとも今の私は持っておりません。だからご購読ありがとうございました。今後の出版企画の参考に致したいと存じますので、ぜひご意見をお聞かせください。

書籍名

お買い求めの動機

1　書店で見て　2　新聞広告（紙名　　　　　　　　）
3　書評・新刊紹介（掲載紙名　　　　　　　　）
4　知人・同僚のすすめ　5　上司・先生のすすめ　6　その他

本書の装幀（カバー），デザインなどに関するご感想

1　洒落ていた　2　めだっていた　3　タイトルがよい
4　まあまあ　5　よくない　6　その他(　　　　　　　　)

本書の定価についてご意見をお聞かせください

1　高い　2　安い　3　手ごろ　4　その他(　　　　　　　　)

本書についてご意見をお聞かせください

どんな出版をご希望ですか（著者、テーマなど）

郵便はがき

料金受取人払郵便

牛込局承認

9410

差出有効期間
2021年10月
31日まで
切手はいりません

162-8790

東京都新宿区矢来町114番地
神楽坂高橋ビル5F

株式会社ビジネス社

愛読者係行

ご住所 〒 TEL: ( ) FAX: ( )		
フリガナ お名前	年齢	性別 男・女
ご職業	メールアドレスまたはFAX メールまたはFAXによる新刊案内をご希望の方は、ご記入下さい。	
お買い上げ日・書店名 年 月 日	市区 町村	書店

死後の未来についても同様に、心配しなくてもよいのではないか」、というのはアーヴィン・D・ヤーロムという精神科医の言葉です。

――なるほど。そんなふうな考えもあるのですね。

しかし、このような理屈を重ねて、どんなに「死」を頭で理解しても、実感としての恐怖は完全には消えないのかもしれません。つまり、「いろいろと考えることはできるのだが、消し去ることはできない」、これが死そのものに対する恐怖の性質なのかもしれません。

――しかし、死について先生と話してみて、少し心持ちが変わってきました。

人間は恐怖に馴れるようになっています。さらにひとつアドバイスさせていただきますと、夜起きて死に対して恐怖を感じるときに、その自分を別の視点から眺めてみてはいかがでしょうか。「あぁ、私はまたいつもの消し去ることはできない恐怖を感じているな」と思ってみる。そうすると俯瞰《ふかん》的な視点ができてきて、恐怖にとらわれている度合いが減るかもしれません。

——不安になっている自分を俯瞰的に見るのですね。

これは、考えても解決できない不安に対処するためのひとつの心理学のテクニックです。しかし、そのような方法を使っても、怖くて生活に支障が出てしまうという場合は、夜は睡眠薬を飲んでぐっすり眠り、昼なら安定剤などで恐怖に蓋をしてしまうという方法もあります。

——いろんな方法があるのですね。どうしようもないことだと思っていたのですが、少し救われました。自分に合ったやり方を考えてみます。

※痛みや不安の緩和ケアについては、22ページで紹介した「がん情報サービス」のホームページにも情報がありますので、参考にしてください。

2章

治療中の悩みや不安

相談

◉初期の段階でがんを見つけてもらえなかった。その悔しさが消せない

病院に行ったのに、
がんを見つけてもらえなかった。
あのとき見つけてもらっていれば……。
その思いがずっと消えず、苦しいのです。

――調子が悪くて近所の病院に行ったのに、「風邪から気管支炎になっていますね」と医師に言われました。なかなか病状が改善せず、次に行った病院でがんと診断されたときは、かなり進行していました。

「あのとき、ちゃんと見つけてくれていれば……」。この収めようのない怒りをずっと抱えています。

あなたの悔しさ、怒り、やりきれなさが伝わってきました。私のところには、どうしようもない悔しさを抱えてたくさんの方が来られますが、そのようなときに、まず必ずお伝えすることは、怒っていいのだということ。あるがままの気持ちのままで、怒りの感情を抑えたり、消そうとしたりしなくてもよいということです。

――でも、「怒り」を爆発させると、変な患者だと思われませんか。

その医師に怒りを爆発させる前に、まずはご自身の怒りについて、ほかの誰かにきちんと告白されるとよいと思います。あなたは、なかなかがんを発見してもらえなかったことが悔しくてたまらないのですね。

――そうです。しかもそれに加えて、その医師の態度にも腹が立ちます。最初に気管支炎と言われて抗生物質を処方され、なかなかよくならなかったんです。先生に「大丈夫ですか？」と聞いたら「大丈夫だ」と言うので、その言葉を信じていたのです。でも、やっぱり何かおかしいぞということになって、そのとき、「先生、大丈夫と言ったじゃないですか！」と言ったら、「医者も神様じゃないんだ！」と逆切れされてしまったのです。

がんという病気の発見に時間がかかったことへの怒りだけでなく、その医師がきちんとそのことに向き合ってくれなかったことへの怒りも大きいのですね。

もし、その医師が診断に至る経緯についてきちんと説明したうえで、「診断に時間がかかったのは、私もとても残念だ」と伝えていたとしたら、あなたの気持ちは変わっていたかもしれませんね。

――そうかもしれません。でも、そんな説明はありませんでしたし、私はその医師がきちんと検査をしていれば、もっと早く見つけられたのではないかと思い続けています。

……それでも、私は恨みのような感情を捨て、前向きに治療に専念しようと思っていたのです。ところが、今がん治療に当たってくれている医師に「もし再発したときには、次に使える薬がない」と言われたとき、その最初の怒りがトゲのように出てきて、より苦しくなりました。心の中に「あのとき……」と凝り固まっている部分が出てきて、自分を刺してしまいます。

自分を刺す……。そうですか。怒りの感情を抱えて過ごすことはしんどいことですし、あなたはその怒りから解放されて前に進んでいきたいのですね。

しかし、少なくとも怒りの感情が離れていかないことに対して、「自分は凝り固まっている」と思わないでください。あなたにとってがんの治療は人生そのものに影響を与えるとても大事なことで、その過程が期待どおりに進まなかったことに対する怒りは、簡単に収まらなくても無理がありません。

――怒って、疲れて、悲しくなって、まぁしょうがないと思うようになる。それを繰り返していくと、いつか楽になれるのでしょうか。

骨の折れる作業ですが、おっしゃるとおりかもしれません。ひとつアドバイスさせていただくと、「まぁしょうがない」と思うことについて、「そう思うことで過去にとらわれることから自由になれる」と考えてみてください。今の状況やこれまでの経緯からすると、その医師を赦すことは抵抗感が大きいでしょう。しかし、「自分が自由になるためにそう思うんだ」と考えれば、少し積極的になれるかもしれません。

――自分が自由になるために……。心に留めてみます。

相談

◉職場に迷惑をかける。いっそ退職してしまおうかと思う

治療のため半年以上休職しなくてはなりません。
復職できても
今までのように働けるかわかりませんし、
勤務先に迷惑をかけることは目に見えています。
いっそのこと、
退職してしまったほうが気が楽です……。

――がんの治療に時間がかかりそうで、会社にも迷惑をかけます。ですが、退職にも踏み切れず、悶々《もんもん》としています。

がん告知を受け、将来に大きな不安を抱えておられるようですが、さまざまな不安のひとつに、勤務先に迷惑をかけてしまうことがあるのですね。

――そうです。迷惑をかけたくない。でもいろいろと不安で、どうしてよいかわからないのです。

何よりもまず、絶対に辞表は出さないでください。がん告知後に混乱した気持ちのまま辞表を出して、あとでとても後悔したという方を、私はたくさん知っています。治療が終わったころに「あのとき慌てて辞表を出さなければよかった」と思っても取り返しがつきません。治療にもお金が必要ですし、まずは休職という形をとって、結論を先延ばしにしましょう。

――でも、迷惑をかけるのも嫌なのです。

あくまでも仮定の話ですが、もし同僚の方が同じ病気になられて次のように相談されたら、どう応えますか？「これから先のことも心配だが、何より会社やみんなに迷惑をかけたくない。それで辞表を出そうと考えているのだが、どう思うか？」と。

――それは……。性急に結論を出さず、まず治療に専念するように、と言いますね。

他人にはそのような温かい言葉をかけられるのに自分には厳しい。あなたは人一倍責任感が強く、人に迷惑をかけてはいけないというお考えが強いように思いました。

――はい。人に迷惑をかけてはいけないという考えは強いほうだと思います。

私は、「がんになって休職すること＝迷惑をかけること」という考えが、社会から一掃されるとよいと思っています。働く世代でがんになられる方もたくさんいらっしゃいますし、今健康な人も、いつがんや重い病気になるかわからない。会社によっては経営上の厳しい現実もあるでしょうが、病気になったときも普通に「休職します」と希望できる社会になっていってほしいと常に思っています。

――私も、そうあってほしいですが。

でしたら、あなたご自身が過度に「迷惑をかけている」と思うのはやめてください。半年後の状況はもちろんわかりませんが、あなたは今まで会社のために頑張ってこられたのですから、当然のこととして休職を願い出てください。

辞職するという決断は、いろんな意味で、後ろであれば後ろのほうがよいです。復職をしてみて、これならばやはり退職したほうがよい、という結論を出されるのであれば大きく反対はいたしませんが、今は時期尚早です。

――先生がご存知の復職された方は、どんなことをおっしゃっていましたか?

復職された方の多くが、「周囲の温かい気づかいや励ましが嬉しかった。帰る場所があってよかった」とおっしゃっていました。状況によっては今までとは勝手が違ったりと、はがゆい思いをされることもあると思いますが、ご自身なりの居場所、働き方を見つけていかれる方が多いです。

人の温かさを感じられたことで、人間を見る目が変わったという方もいらっしゃいました。また、以前と同じ働き方はできないけれど、あとに続く病気になった人に向けての制度を考える仕事をするようになった方もいらっしゃいます。病気になることはつらいことですが、そのことによる貴重な経験によって、価値感が変わったという方もたくさんおられます。

一方で、復職後にご自身で退職を選ばれたり、残念ながら回復が思わしくなく休職期間が過ぎて、解雇となってしまう方もおられます。しかし、そういう場合であっても、辞職という選択を先延ばししたことを後悔された方は存じ上げませんので、今はとにかく思いとどまってください。

相談

◉抗がん剤治療を始めて半年。心が折れそうになる

罹患してから
ずっと頑張って治療を受けてきました。
抗がん剤を続けること半年以上。
でも、この終わりのない闘いに
時折心が折れそうになります。
家事をするのも、とてもつらいのです。

――投げやりな気分になり、治療をやめたい、と思うこともしばしばです。

きっと、何週間に1回という化学療法を長い期間頑張ってこられたのでしょう。投与のたびにつらさを体験し、疲れているのに、治療には終わりがなく、これからも続いていく。果てしのない険しい道のりを歩き続けている感覚をお持ちなのかもしれません。心が折れそうだけれど、でも歩くのをやめるわけにはいかないと感じておられるとしたら、本当につらいですね。

――「大変だ！」「つらい！」「いやだ！」なんて自分で言ってしまっていいんでしょうか？　夫や娘は「頑張れ」と励ましてくれるのでなかなか愚痴も言えません。また、泣き言を言うと、自分の心が折れてしまうのではないかと思ってしまいます。

どうぞ、正直な気持ちをご家族に打ち明けてください。短期的なことでしたら気合いで乗り越えるというやり方も役に立つかもしれませんが、あなたの治療はこれからも続きます。そんな状況に向き合う中で、つらい気持ちをずっと押し込めていたら、どこかで心がボキッと折れてしまいます。

――そうなんですね。でも、この状況をどのように考えたら楽になれるのでしょうか。

人間は目的があるから頑張れるもので、ただわけもわからずつらい治療を続けることはできないと思います。「家族や主治医に弱音を吐けない」というだけでは、どこかで頑張るためのエネルギーが枯渇してしまうでしょう。あなたは何のために抗がん剤の治療を頑張っておられるのでしょうか?

――死ぬのが怖いから続けています。でも、あまりにつらい毎日だと〝もう終わりにしてしまいたい〟と思うこともあります。少しでいいから、この治療を休みたいと思ったりします。

もしかしたら、後ろから死が迫ってくるので、それに捕まらないように走り続けているようなイメージでしょうか？　それは怖いですね。だとすると、まずは死の恐怖をやわらげることを考える必要があります（88ページ参照）。また、恐怖に追い立てられるイメージがやわらげば、気持ちに少しゆとりができるかもしれません。

そのうえで、追い立てられて頑張るのではなく、「○○したいから頑張る」というように、やりたいことが見つかるとよいですね。

そのためにはご自身の頑張りを、あなたにとって大切な人、つまりご家族に認めてもらうことが必要かもしれません。ご主人や娘さんもつい「頑張れ」と言ってしまうのかもしれませんが、今のあなたが「これ以上、頑張り切れないくらい頑張っている」ことと、「もう疲れ切って立ち止まりたい」と思っていることを伝えましょう。

ご家族がその状況をわかってくれると、あなたの気持ちも少し楽になるのではないでしょうか。また、場合によっては家事などを手伝ってもらえると、ひとりで頑張っているわけではないと思えるのではないでしょうか。

――そうでしょうか。何もしないで家にいると、自分はダメだなと思ってしまいますし、家族に迷惑をかけてしまいませんか。

あなたを一番苦しめているのは、「弱音を吐いてはいけない、もっと頑張らなければ自分はダメだ」と言っている、もうひとりのご自身のような気がしてきました。あなたは半年以上も休まずに抗がん剤治療を続け、そんな中でも病気になる以前と同じように役割を果たそうと頑張っておられるのですよね。家事ができないときでも、「それではダメだ」と思うのではなく、「これだけ大変な状況なのだから、仕方がないよね」という具合に、疲れているご自身を許していただきたいと思います。

また、頑張っているご自身へのご褒美を考えてみることも大切です。今は何かしたいというよりは、まずは休むことが一番のご褒美かもしれません。なかには、抗がん剤の投与間隔をあけてもらったりして少し休養をとり、ご家族と旅行に行くことを楽しまれる方もいらっしゃいます。

――えっ？　そんな治療方針にかかわるようなことを、自分から伝えていいんですか？

もちろんです。本来、抗がん剤治療は苦しむためのものではなく、少しでも豊かな人生を送るためのもののはずです。また、治療がどの程度つらいと感じるかには個人差がありますので、その人でないとわからないことがあります。ですから、身体がしんどいから少し休薬してみたい、旅行に行ってみたいなど、あなたがどうしたいのか、希望を伝えていただくことは大切です。

――そんなふうに考えたことは一度もなかったです。主治医の指示に従うのがベストだと思い込んでいました。

そうではありません。ご本人が「どうしたいか」ということがまずあって、「それを実現するためにはどのような治療を選ぶのがもっともふさわしいのか」を主治医と一緒に考える、というのがあるべき姿だと思います。

病気が進行するほど、治療の選択は一本道ではなくなり、その人の価値観によって異なる選択がされる傾向があります。例えば、人によっては抗がん剤治療をやめることを積極的に選ばれることもあります。

あなたにとっては、目の前に並べられたどの選択肢も悩ましく見えるかもしれませんが、少なくとも〝どうしていくかを決める主導権〟を自分に戻しませんか？「つらいけれど逃げられない」と思いながら続けるのではなく、「自分が主体的に選んだ」と思えれば、その治療に納得できるのではないかと思います。

相談

◉患者さんのブログで勇気づけられるが、その更新が止まるのが怖い

がん患者の方のブログを読むと
勇気づけられることもあるのですが、
途中でプツンと更新されなくなると、
悲しさよりも
どうしようもない恐怖感に包まれます。

――自分と同じ病気の人のブログをよく読むのですが、急に更新が止まることがあります。身近に感じていた人の死を目の当たりにしたようで、恐怖が膨らみます。

あなたはどうしようもない恐怖に包まれる可能性がありながらも、ブログを見るのはどうしてでしょうか？　見なければ怖い思いもしないのでは？

――たしかにそうなんですが、つい見てしまうのです。同じ病気になっている人がどうしているのか、気になってしまうのです。

なるほど。怖い思いをするかもしれなくても、気になってしまうのですね。自分と同じ病気の人がどうしているのか知りたい、できれば元気でいてほしいと思ってブログを見るのですね。見たくなるお気持ちもわかる気がします。

――そうなんです。何か希望が持てることが書いてありはしないかと期待して見るんです。でも、プツンと途切れていた場合、「あぁ見なければよかったな」といつも

後悔します。

ブログを読んだ結果としては、「あぁ、やっぱり見なければよかったな」と思われるのですね。そして、「きっと後悔するだろう」と思いながらも、ついまた探してしまう。

――はい。わかってはいるけど、やめられないのです。

もし、ブログを見るのをやめたいと思われるのでしたら、2つ提案があります。1つ目は、たばこをやめられない人などにお勧めするのですが、その行動をしたいなと思うに至るポイント（トリガーといいます）をなくすようにするというものです。ブログを見るに至るまでの自分の行動を見直してみて、見るサイトをブックマークから外す、あるいは検索エンジンに触れないようにする、といったことが効果的かもしれません。

例えばある人は、「食事を摂ったあと、14時ごろになると毎日手持ち無沙汰になってしまい、ブログを見てしまう」ということでしたので、その時間に別の習慣（読書や散歩など）を生活に組み込むようにしてもらったら、「ブログを見なくなった」とおっしゃっていました。

――なるほど、そんな方法もあるんですね。でも、それでも見てしまう場合は？

次の方法としては、「わかってはいるけれど、やめられないんだよな」と思いながら見てしまえばよいでしょう。「鶴の恩返し」ではないですが、見ちゃいけないと思えば思うほど、見たくなるのが人の常ですから。また、「希望を探したいという気持ちからブログを見ることは、簡単にはやめられないものなんだ」と思ってみると、少なくとも「見てしまった」という罪悪感はなくなるでしょう。

――はぁ。そんな方法もあるんですね。でも、それではやめられないじゃないですか。

そうやって、「あぁ、またやっぱりブログを見て落ち込んじゃった」と思うことを繰り返していれば、どこかで「あぁ、毎回時間を浪費して、こんなにつらい思いをして見るのは馬鹿らしいな。もうやめよう！」と心底思うかもしれません。

――はぁ……。とことんつらい思いをするまで、やめられないものなんですね。でも、ご相談させていただいて少し整理できました。それでは「見ちゃうのもしょうがないな」と自分でも思いながら、しばらくやってみます。

そうしてみてください。それでもモヤモヤした気持ちが続くようなら、いつでも相談にいらしてください。また一緒に考えましょう。

相談

◉痛み止めを使い続けることが不安

痛み止めの医療用麻薬で
救われている実感はたしかにあります。
でも、これを使い続けていることが、
時々とても怖くなります。
主治医は、「大丈夫ですよ」
としか言ってくれません。

――痛み止めの薬を使っています。「医療用麻薬」と言うそうです。これをいつまで使い続けるのか、死ぬまでなのか、どんどん強い薬が必要になっていくのではないか、中毒のようになるのではないか……。そんなふうに考えると不安になります。

そう思われる方はたくさんいらっしゃいます。もしかしたら、「麻薬」という言葉の持つイメージが、そのような考えにつながっているのかもしれませんね。自分の精神が乗っ取られてしまうような不安を感じられるのかもしれません。

――はい。いつか薬物中毒のようなものが出るのではないか、などと思ってしまいます。

医学的な見地からお伝えすると、大きな問題はないので、まず、安心してください。薬には必ず副作用がつきものですが、医療用麻薬はその中でも安全なものと言えます。喉の渇き、便秘、眠気、吐き気といった副作用が出ることはありますが、「がんによる痛み」をきちっと抑えるための目的で使う場合は、使用量が多くなっても、中毒、正確に言うと「依存症」という言葉になりますが、そういったものには基本的になりません。たしかに、人によっては医療用麻薬をずっと使い続けなければならないこともあるかもしれませんが、実は死ぬまで薬を使い続ける例は、がん以外でも、いくらでもあります。

――死ぬまで薬を使い続ける例って、何ですか？

内科治療の多くはそうで、高血圧、高脂血症、糖尿病、リウマチ等々、例をあげたらきりがありません。そういった治療法と同じように医師は考えるので、「痛み止めを使用しても大丈夫ですか？」と尋ねると、みんな「大丈夫ですよ」という答えになるのです。

――たしかにそうですね。私は薬を飲み続けるという経験が今まであまりなかったので、それはがんという特別な病気のせいだと思っていました。

あなたのように感じられる方は多いと思います。医学的な説明を受けて頭では理解できても、気持ちのうえで抵抗感がある方はたくさんいらっしゃいます。
でも、痛みが強いと何もできなくなりますよね。なので、自分らしさを取り戻すために、やりたいことをやるために薬を使う、そう考えてみられたらいかがでしょうか。

——はい。でも、使っている痛み止めの薬が効かなくなって、量が増えるたび、また違う薬に変更するたび、死に近づいている気がしてしまいます。

たしかに、病気が進行して痛みが強くなるときもありますので、「あぁ、また薬が増えちゃったなあ、病気が進んじゃったのかな」と思われるのも、やむをえないこともあるでしょう。しかし、治療法や気候など、さまざまな要因によって痛みの性質や強さが変わりますので、薬が増えたり変わったりすることは、病気の進行とは関係ないこともあります。なので、例えば画像診断で病気の進行が認められていないようなら、過度に心配したり落ち込んでしまう必要はありません。
痛みがあると、苦痛から何も考えられなくなることもありますし、不安になったり気持ちが後ろ向きになってしまうことにもつながります。そうすると、どうしても生活の質が落ちてしまいます。がんそのものに対する治療と同じぐらい、痛みをきちんとコントロールすることは大切です。

どうぞ、医師のアドバイスのもとに痛み止めを使用することに対しては過剰に心配されず、我慢なさらないようにしてください。

相談

◉治療がうまくいっている人が羨ましい

同じがんでも
薬が効いて治療がうまくいく人と、
そうでない人がいます。
うまくいく人が羨ましくて、
なぜ、自分はダメなのかとつらくなります。
人によって薬の効果が違うと言われても
納得できません。

――同じ病室に同時期に入った同じ病気の人には薬が効いたのに、私には効かなかったんです。

治療がうまくいかなくてがっかりされているのですね。そんなとき、ほかの人は治療がうまくいっていると知ったら、心穏やかでいることは難しいですよね。

――はい。私の何がいけなかったのでしょうか。人より悪いことをしてきたわけではないのに、と思ってしまいます。

きっと、ご自身がまっとうに生きてこられたことを、あなた自身が一番よく知っておられると思います。だからこそ、この理不尽な状況にやりきれない思いを抱かれるのでしょう。望んでおられる答えではないのかもしれませんが、今あなたに必要なのは、自分自身が一生懸命これまで生きてきたことを誰かに認めてもらい、やりきれない思いをぶちまけることなのかもしれません。

——そう、私は今まで一生懸命生きてきたんです。悪いことも少しはしたかもしれませんが、誰だってそれぐらいのことはあるでしょう。でも、何で私がこんな目に合わなければならないのか！　やりきれません。

あなたの激しい怒りと、落胆が伝わってきました。何と申し上げたらよいのか……。

——……この先、私はどうなっていくのでしょうか。

今のあなたには実感が湧かないかもしれませんし、これを私が言うとむしろ怒りに火を注いでしまうかもしれません。しかし、あえて申し上げると、そもそもこの世界は理不尽であり、人生は平等ではありません。将来のあなたはこのことと向き合い、世界は平等ではないということを認めたうえで、ふたたび自分の人生を一生懸命生きようとされるのではないかと思います。

歩みを始めるために、今は怒りをきちんと表現し、しっかり悲しむというプロセスが必要なのです。

相談

◉今は気持ちをコントロールできているが、いつか落ち込むのではと不安

耳下腺《じかせん》・腺様嚢胞《せんようのうほう》がんと診断されました。
自分では、この希少がんを
受け入れたつもりで生きています。
しかし、受け入れたことの落とし穴は
どこかにあるのでしょうか？
今のところ、気持ちをコントロールできています。
でも、そのうち気持ちが下に向くのではないか
という心配もあります。

――死が怖くないわけではないのですが、今、気持ちは落ち着いています。

そんな気持ちにたどりつかれるまでに、かなりの葛藤がおありになったのでは？

――はい。耳下腺がんとわかったときは恐怖でいっぱいでした。顔面神経や顎《がく》関節が取られちゃう、顔が変わっちゃう、普通にご飯が食べられなくなる……。今まで当たり前だったことを失う恐怖に襲われました。

病気と向き合うときは、気持ちをコントロールしないほうがよいと思います。もし、またショックを受けるようなことに出会ったときは、当然気持ちが下に向いてしまうこともあると思いますが、それは必要なことなのです。呆然としたり、泣きたくなったり、怒りの感情が出てきたら、しばらくそこに身を任せてみられることをお勧めしています。

今は受け入れたとおっしゃるあなたも、最初は気持ちが下に向いておられた時期があったのですね。

――はい。感情があふれるまま、身を任せて、ここまできました。でも、私はがんになって泣いたことが一度もないのです。妻が一緒に闘ってくれているからだと思うのですが、いろいろなものを失うことになる恐怖も、治療がスタートすると同時に消えていきました。泣いている場合じゃない、生きていたい、という気持ちのほうが強いのです。

一緒に寄り添ってくださる奥様の存在はとても大きいのですね。また、困難な状況の中でも楽観的な見方ができるお力をお持ちのように思いました。

つらい出来事が起きたときの反応にはその人の個性があり、あなたの場合は再びつらいことがあったとしても、前回の体験をくぐり抜けたときと同じように、「生きていられる時間を大切にしたい」と、前を向かれるのではないかと思います。

――そうかもしれません。自分で言うのも変ですが、もともと性格は明るく前向きなほうだと思います。でも罹患したときより、肺に多発転移していることがわかったときは、さすがにショックが大きかったです。

そのショックはかなりのものだったと想像します。どう向き合ってこられましたか？

――まず、妻とふたりで何とか治療できないか、いろいろと探しました。でも、どこへ行っても、放射線治療や手術といった前向きな治療は困難だという見解でした。抗がん剤は1〜2割しか効かないと言われました。そのため、徹底的に自分で腺様嚢胞がんについて調べ、勉強したのです。そして、このがんの特徴がそのまま自分に起きているのだと理解できたとき、「現実を受け入れよう」とストンと思えました。

私ならかなりジタバタしそうですが、ご自分でやれることは全部やった、という感覚を持たれたことで、「受け入れた」との心境になられたのですね。

――そうですね。それに僕にはもうひとつ、別のラインで救ってくれるものがあったからよかったんです。

それは、何ですか？

――ブログです。「せっかく希少ながんになったのだから、自分の経験をブログで書いてみたら？　誰かの役に立つんじゃないかな」と妻に勧められたんです。

ブログを実際に書かれてみて、いかかがでしたか？

――どこの誰が書いたかわからないブログに、いろいろな人がコメントを寄せてくれるんです。「すごく励まされました！」なんてメッセージがどんどん届くようになり、誰かの力になれたことがすごく嬉しくて、それが僕の大きな力になりました。

想いを発信されたことで、そこから輪が広がり、誰かを励ますつもりが、ご自身を励ますことになられたのですね。自分のがんについて理解することが大事だ、とも発信されていますよね。

――はい。病気について医師に盲目的にお任せするのではなく、自分で学ぶことが、自分らしく生きるためにすごく重要だと考えています。そして、ブログを通じて生まれたつながりを大事にしたいな、と思うようになり、それが自分で立ち上げた患者会につながっています。

主体的に現状とまっすぐ向き合われ、自分らしく生きるとは何かをじっくり考えられたのですね。そしてがんになって新たに出会われた方とのご縁も大切にされている。もしかしたら、これから先もいろいろなことが起こるかもしれません。でも、最初におっしゃっておられた「現状を受け入れられていることに対する落とし穴」を心配されることはないと思います。

相談

◉周囲が心配してくれる。ありがたいが、そっとしておいてほしい

「がんにはコレが効く」と
友人が民間療法や
サプリメントを勧めてくれます。
気持ちはありがたいのですが、
そっとしておいてほしいのが本音です。
よい断り方があれば教えてください。

――友人があれこれ、勧めてくれます。むげにも断れず、どうしたらよいのかと思います。

サプリメントを飲むことによる結果を引き受けるのはあなたです。なので、飲みたくなければきっぱり断ってまったく問題ないと思うのですが。「主治医の勧める治療に専念したいので、お気持ちだけありがたく受け取っておきます」と伝えられるとよいのではないでしょうか。

――そう言ったのですが、「絶対にいいから、騙されたと思って飲んでみて」としつこいんです。

あなたが結果に対する責任を持たなければいけない領域に、友達が踏み込んできているとしたら困ったものです。自分によいものが他人によいとは限らないですし、自分が好むものを他人が好むとは限らないわけですが、そのことがわかっておられないようです。そういう人は、例えば自分が焼肉を食べたいときに、みんなが食べたいとは限らないのに、「今日は絶対、焼肉に行きたいよね」と他人の意見も聞かずに決めてしまいがちです。

自分が結果を引き受ける課題は自分が責任を持って、他人にそこには踏み込ませない。逆に他人の課題には、踏み込んではいけない。これをアドラー心理学では「課題の分離」と言います。多くの人間関係のトラブルは、課題の分離ができないこと（人を自分の課題に踏み込ませる、自分が人の課題に踏み込む）から生まれます。

――課題の分離と言うのですね。

「よかれと思って勧めてくれるので、断ったら友人に申し訳ない」とあなたが感じているとしたら、あなたが自分の課題に他人を踏み込ませてしまっていることになります。ですから、その考えはやめましょう。不本意なのに、お金をかけてサプリメントを飲み続けるのは大きなストレスになり、自分の「こうしたい」という道を放棄することになります。こういうことを積み重ねていくと、虚しくなったり、怒りの感情を押し殺したりしなければならず、見える景色が晴れ晴れとしません。なので、勇気を出して、きっちり断りましょう。

――どうやって断ったらよいでしょうか。

私だったら、きっぱり「サプリメントは飲まないと決めたから、その話はもうやめましょう」と断ります。そして、それ以上言ってくるようだったら、その人と距離を取りますね。孤独になることが怖いと思われるかもしれませんが、無理してその人との関係を続けることのデメリットのほうが計り知れません。

――先生のようにできるかわかりませんが、頑張ってみます。でも、これが友人ではなくて、商売の得意先の方とか、断ると実際に大きな問題が生じるような場合はどうしたらよいでしょうか。

たしかに、いろんなしがらみがありますから断りにくいことはありますよね。そんな場合は「本音は譲らないが、建前だけは合わせておこう」という選択肢もあります。つまり、「他人の領域に踏み込んでくる人だな」と、自分自身の本音では相手に問題があることを明確にしたうえで、「でも、断って取引がなくなるリスクを考えれば、形だけ買って飲んでいるふりをしよう」と建前上は譲歩する。

しかし、こういうことをやり過ぎないほうがよいと思います。やりたくないことを行うことを繰り返すと、心がすり切れていきますからね。関係を悪くするというデメリットがあったとしても、きっぱりと断ったほうがよい場合もあるのではないでしょうか。

相談

◉周囲は優しくしてくれるが、「私の気持ちはわからない」と思う

友人や家族は私を気づかい、
優しくしてくれます。
でも、がんを体験していない人に、
私の気持ちはわからないと思います。
うまく気持ちを打ち明けられません。

がんでない人には、がん経験者の気持ちはわからない……このような声もよく聞きます。そうおっしゃる方の多くは、次の2つのことを心配されているように思います。

1つ目は相手への心配で、気持ちを打ち明けたときに相手がどう返事をしてよいか困ってしまうのではないかという懸念。もう1つは自分への心配で、思い切って打ち明けたとしても、気持ちをわかってもらえなくて、自分が傷つくのではないかという不安や、拒絶されてしまうのではないかという恐れです。また、わかってほしいのに、わかってもらえない怒りの感情もあるでしょう。

――そうですね。そんな気持ちかもしれません。がんになった私と、健康な家族や友人との間には大きな溝があり、わかり合うのは難しいのです。

なるほど。あなたは、健康な人とは大きな溝がある場所にいると感じていらっしゃるのですね。がんになったことからくる深い悲しみや怒りが、健康な人に対して心を閉ざそうとされている背景にあるのかもしれませんね。

――健康な先生にそう言われると、どこか腹立たしいです。……でも、そうかもしれません。

気分を害してしまってすみません。でもそうだとすると、ご家族やご友人にご自身の気持ちを話そうとされるには、悲しみや怒りの感情が収まるための時間が必要かもしれませんね。今はとてもそんな気持ちになれないのかもしれませんが、しかし、どこかでご家族や友人との対話を始めていただければと思います。

――対話を始めたほうがいい……。それはどうしてですか？

ご家族やご友人は気づかってくれて優しいとおっしゃいました。であれば、きっとあなたの気持ちをわかりたいと思っておられるはずです。また、あなたの中にも心を通わせたいという思いがあるはずです。余計なお世話かもしれませんが、あきらめてしまうのは、とてももったいないと思ったのです。

――あきらめないとして、どうしたらいいのでしょうか？

最初はわかり合えないかもしれませんが、大きな溝を埋める作業に一緒に取り組まれたらよいと思います。聴き手の方に配慮するなら、「こういう話は慣れていないからびっくりするかもしれないけど、ただ黙って聴いていてくれるだけでよいから、自分の話に耳を傾けてくれないか」というような前置きをするのはいかがでしょう。あるいは、「無理をしなくてもいい。普通どおりに接してくれればそれでいいから」という言葉もありかもしれません。それによって、相手は何か言わなければいけない、特別なことをしなければならないというプレッシャーから、少し解放されるかもしれません。そんなふうに話をしていく中で、察してくれる人もいるかもしれません。

――それでも、変に励まされてしまうことは、あるかもしれません。

察してくれない方、例えば無理に励まされて逆につらくなる場合は、「こういうときは無理に励ましてくれなくていいんだよ。黙って聴いていてくれれば、それが嬉しい」ということを伝える必要があるかもしれません。それでも気持ちをわかってもらうことが難しいと思う場合は、理解してもらうのではなくて、病院の送り迎えを手伝ってほしいとか、買い物をしておいてほしいとか、具体的なことで力になってもらってもよいかもしれません。

――「わかってもらう」というのは難しいですね。気が重いです。

わかってくれる人がいるということは、本当に嬉しいことだと思います。しかし、察しが悪い人もいるでしょうし、「わかってほしい」という気持ちが強いときはそういう人にイライラしてしまうかもしれません。

私の場合は、自分のことを理解してくれる人だけでなく、「察しが悪いけど、自分のことを考えてくれる人」を大切にしようと思っております。

ですが、そんな努力をしなくても、ご家族や関係が深い友人であれば、何かのきっかけで距離が縮まることも、あるのではないかと思います。

相談

◉どれくらい生きられるか医師に聞いてみたいが、怖い気もする

大腸がんが進行しており、
化学療法を受けています。
がんと付き合っていくことが
目標と言われていますが、
あとどのくらい生きられるのかが気になります。
医師に聞きいてみたいと思いますが、
一方で、聞くのも怖いのです。

進行がんに罹患された方にとって、「自分はあとどれくらい生きられるのだろうか」ということは、常に考える方もいらっしゃれば、なるべく考えないようにされる方もいらっしゃいます。また、あなたのように、ご自身の中で「知りたい」気持ちと「知りたくない」気持ちが同居することもよくあるように思います。

――私の場合は同居しているようです。とても悩ましいです。

さまざまな準備のために知っておきたいという気持ちと、知ってしまうと希望を失うのではないかという不安がぶつかっておられるのですね。どちらの気持ちを優先したいのか、よく考えられてから決められるとよいと思います。

――そもそも、医師に質問したら、余命は教えてくれるのでしょうか。

説明する医師の側にも、「余命についてなるべく話したほうがよい」と思っている医師と、「余命については話さない」という医師がいるように思います。ただ最近は、今後どのような医療やケアを受けるかについて、事前にご本人やご家族と医療者が話し合いを重ねる「アドバンス・ケア・プランニング」（147ページ参照）という考え方が広がったので、余命について患者さんと話し合おうという医師が増えてきました。

実際に余命を伝えるかどうかは、患者さんと医師の共同作業で行われることが多いと思います。患者さんの知りたいという意向を汲んで、医師が伝える場合が多いようです。一方で、知っておかないと患者さんにとって不利益になると医師が考える場合は、「会いたい人がいれば会っておいたほうがいいです」といった具合に、医師主導で伝えることもあるでしょう。

――なるほど、いろんなパターンがあるのですね。しかし、こういうことを考えているとつらくなってきました。

つらくさせてしまい、すみません。このあたりでやめたほうがよいでしょうか……。

――……いえ。やはり自分はどうしたいのか考えておきたいです。私はどうしたら

よいのでしょうか。

では、つらい作業かもしれませんが、ご自身の気持ちはどのようにしたいのか、少しずつ整理されるとよいと思います。

もしご自身の気持ちが固まった場合は、その意向を医師に伝えておかれたらよいでしょう。余命について知っておこうと思われたなら、「これからどれくらい時間が残されているのか、きちんと教えてください」と伝えましょう。

逆の場合は、「私は、余命は絶対に知りたくありません。必要なことは誰々に相談してください」という意思表明もあるでしょう。この場合は可能であれば、ご家族などあなたの代わりに意思決定をしてくれる人にも、自分の気持ちを共有しておくとよいでしょう。

いくら考えても決めかねる場合は、医師に委ねてしまってもよいかもしれません。

――わかりました。つらいことかもしれませんが、少しずつ考えようと思います。あともう一つ気になるのですが、医師はどれくらい余命をわかっているのでしょうか。

余命については、医師も予測が難しいことが多いようです。余命を考えるときに医師は過去のデータを用いて、その中で平均的な値を参考にします。しかし、それよりもずっと長く生きる人もいますし、残念ながら短くなってしまう人もいます。

私の友人の医師は、「ある程度の目安は言えるかもしれないけれど、今、目の前にいる方がこれからどのくらい生きられるのかをきちんと予測するのは難しい」と言っていました。

――医師にも予測しにくいことなのですね。そうすると目安を教えていただいたとしても、自分が長いほうになるか、短いほうになるのか、気持ちが定まらないように思います。どんな心構えでいたらよいのでしょうか。

英語にHope for the best and prepare for the worst. ということわざがあります。「最善の状態を望み、最悪の事態に備えなさい」という意味です。いつ何があるかわからないから、必要な準備は念のためにしておく。しかし、「きっと自分の場合は、治療がよく効くだろう」と願いながら、日々を過ごされるのはいかがでしょうか。

――すっきりというよりは、もやっとしますが……。でも、ひとつの考え方として参考にさせていただきます。

ひと言アドバイス

アドバンス・ケア・プランニングとは?

アドバンス・ケア・プランニングとは、患者さんご本人・ご家族と医療者などが一緒になり、現在の治療方針だけでなく、将来の医療やケアについて話し合いを重ねることを言います。万が一のときに備え、ご本人に代わって意思決定をする方を決めるプロセスも含まれます。

厚生労働省はこのアドバンス・ケア・プランニングに、「人生会議」という愛称を決めました。人生会議にもさまざまな意見があり、吉本興業の芸人を起用したポスターが物議をかもしたことがありました。

相談

◉「緩和ケア」を受けるのに良いタイミングはいつ?

「緩和ケア」という言葉を
よく耳にするようになりました。
緩和ケアの受診は
どのタイミングがベストなのでしょうか?

――緩和ケアというと、終末期に受けるものというイメージがあります。

実際過去には「緩和ケア＝終末期ケア」と同義に使われていたこともありましたので、そう思われるのかもしれませんね。「緩和ケア」という言葉にネガティブなイメージを持つ人もいます。

――はい。看護師さんに「緩和ケア」を受診されてはいかがですか？　と声をかけられたとき、自分の病状は厳しいんだ、死を覚悟しなくてはいけないんだと思い、怖くなってしまいました。

びっくりされたのですね。では、いい機会ですから、緩和ケアについてもっと詳しく説明させてください。

まず、緩和ケアとは、がんをはじめとした生命を脅かす病気に伴う苦痛をやわらげ、生活の質を改善するさまざまな方法を指します。

緩和ケアを受ける時期ですが、国が策定したがん対策推進基本計画には、「診断時からの緩和ケア」という言葉があります。つまり、現在の緩和ケアは終末期ケアに限らず、どの時期でも受けることができるということです。また、その対象は患者さん本人のみならず、ご家族も対象になります。

――緩和ケアとは苦痛をやわらげ、生活の質を改善する方法なのですね。具体的にはどのようなものがあるのでしょうか？

さまざまな内容を含みます。がん告知を受け、心の衝撃が大きい状況の中で治療法の選択をしなければならないときなどは、まず心のケアが必要でしょう。看護師さんや、全国に400以上あるがん診療連携拠点病院などの「がん相談支援センター」で話を聴いてもらったりすることも緩和ケアです。

また、がんそのものに伴う痛みや、治療による苦痛（例えば化学療法による吐き気など）をやわらげるのも緩和ケアです。これはまず担当医に相談することになります。

さらに、社会的な側面として、どんな社会制度を利用できるのか、介護保険を受けられるのか、療養場所をどうするのかということも大切です。これらはソーシャルワーカーが主に相談に乗ってくれることが多いです。これらも緩和ケアの一部です。

――なるほど。緩和ケアとは幅広いのですね。

また、緩和ケアを専門とする医師（緩和ケア医）がおり、「緩和ケア科」と呼ばれることが多いです。身体的苦痛について、担当医に相談しても十分に緩和されない場合は、緩和ケア医に相談されるとよいと思います。あなたが怖いと感じられた「緩和ケアの受診」とは、このことだったのではないでしょうか。

――そうかもしれません。「症状がつらい」と訴えたときに勧められましたから。

それと、解決が難しい心の問題については、「精神腫瘍科」にご相談いただくのがよいでしょう。また、主に入院中の患者さんが対象ですが、緩和ケア医や精神腫瘍医、緩和ケアの専門性を持った看護師や薬剤師などから構成される「緩和ケアチーム」というものがあり、こちらにもご相談いただけます。

――緩和ケアチームの存在をまだまだ知らない人のほうが多いと思います。私も最初にかかった病院では、担当医から、がん患者専門の心のケアをしてくださる先生がいらっしゃることなど教えてもらえませんでした。それに、地方の病院には精神腫瘍科などはないと思います。

そうですね。緩和ケアについては我々がもっと努力して情報提供していかなくてはならないと日々感じています。また、おっしゃるとおり、特に地方には精神腫瘍科がないところもまだまだあり、現実的には十分なケアを受けにくいこともあると思います。

どこに行けばよいかわからない場合は、まずは「がん相談支援センター」を訪ねてみてはいかがでしょうか。緩和ケアについて、お住まいの地域で利用できるところを紹介してくれるはずです。

――痛みは生きる力を奪います。私たち患者はそれぞれに苦痛を抱えています。それに対して、心のケアを含め、いろいろなケアを受けられることを知っているだけでも、ずいぶん違います。

それから、緩和ケアの診療は保険診療で受けられます。ぜひ、利用していただきたいと思います。

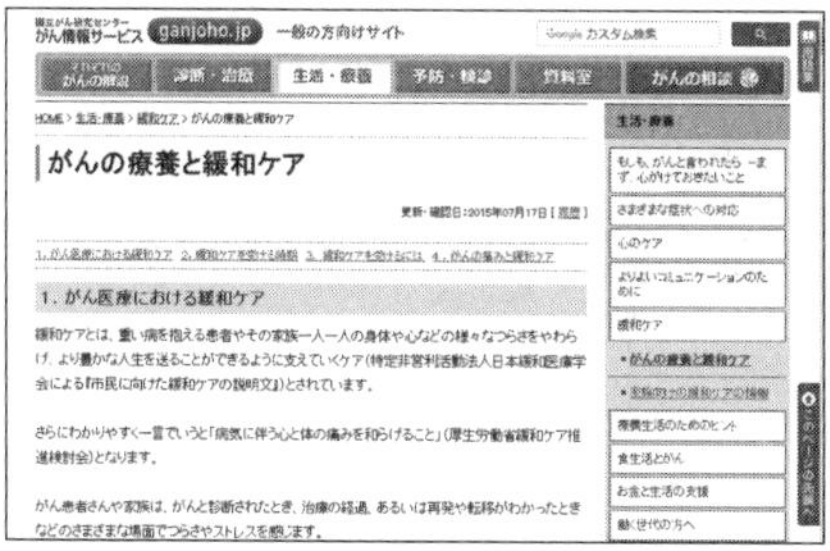

「がん情報サービス」のホームページ

https://ganjoho.jp/public/support/relaxation/palliative_care.html

22ページで紹介した「がん情報サービス」のホームページには、「がんの療養と緩和ケア」の情報も掲載されています。

相談

◉主治医が転勤になるのではと思うと、不安になる

現在は無治療経過観察です。
主治医をとても信頼しており、
コミュニケーションもうまくとれています。
しかし、転勤などで主治医が自分の前から
いなくなることがあるかもしれません。
そんなことを考えると、とても不安になります。

——もし、信頼する主治医がいなくなってしまったら、どうすればよいのでしょうか？

主治医に対する強い信頼や、愛着と言ってもよいものを強く感じました。まず、そのような関係、絆を築けていること自体が素晴らしいと思います。また、あなたにとって主治医の存在は、最適な治療を提供してくれるということだけでなく、がんと向き合ううえで大切なパートナーのような存在なのだなと思いました。だからこそ、「主治医と別れることがあるかもしれない」と不安になられるのも無理もないように思います。

そう考えていくと、この不安はむしろ良いことなのではないかと思いました。主治医との関係がきちんと築けているからこそ生じる不安で、関係が悪ければそんな感情は湧いてこないわけですから。

——たしかにそうかもしれません。主治医と良い関係が築けていること自体が、幸せなことですね。

そうですね。ただ、それだけの絆があるぶん、大切な存在である人との別れはつらいでしょうし、もしそうなったらどうしようと不安になられるのも、もっともなことかと思います。そして残酷かもしれませんが、出会いと別れは人の常で、避けられないこととも言えます。主治医の転勤についてはあなたが決められることではありませんし、主治医自身も組織人であれば、自分で決められないことかもしれません。ですから、残念ながら「そうなったらしょうがない」と腹をくくるしかないでしょう。

――残念ながらそうですね。不安にはなりますが、考えても仕方がないことですね。

もし、本当にそういうことが起きたとしても、きっとあなたのことですから、別れの悲しみを経て、新たな人間関係を築いていかれるのではないかと想像します。

――そうですね。実は今の主治医はふたり目なんです。最初の主治医も素晴らしい方で「完治を目指そうね」と言ってくれたのがとにかく嬉しかったのです。今の主治医はさらに懐に入ってきてくれるような方で、全幅の信頼をおいています。

ちなみに、そのような信頼をどのような時点で抱かれるようになりましたか？

――転移がわかったとき、妻とふたりで説明を受けたんですが、じっくり時間をかけて、私たちの不安がなくなるまで丁寧に説明してくださったんです。あのとき、この人なら大丈夫だと思いました。

なるほど、ふたりの主治医と良い関係を築けているのは、あなたご自身の力によるところもありそうですね。私のところには、主治医との関係性に悩まれて相談にみえる方もたくさんいらっしゃいますが、ご自身で何か心がけておられることはありますか？

――患者力をつけるかつけないかが、医療者とのコミュニケーションに差を生むんだと思います。

その「患者力」というのは、どうやって身につけられましたか？

――まずは、ちゃんと自分の病気について勉強すること。そして、医師に話を聞くときは、ひとりではなくふたりで診察室に入ること。うかがいたいことを事前にメモしておいて、聞き忘れがないようにすることが重要だと思います。

なるほど。たしかにおふたりで診察室にお入りいただくのは、とてもいいですね。気分が落ち込んだり、動揺しておられると、聞きたいことも聞けないということも多々あるでしょう。フォローしてくださる方がいらっしゃると安心ですね。

――先生、私は本当にしつこいくらい何でも聞いちゃうんですが、それは問題ないですか？

診察時間が短い中で、担当医にはすべての質問に答える余裕がないこともあるとは思います。ですが、基本的には「納得するまで何でも聞く」という姿勢を持っていただくことが、ご自身が納得のいく医療を受けるためのコツだと思います。

不安になって、質問をたたみかけるように重ねると主治医も困惑するかもしれませんが、あなたは自分を大切にしつつ、相手にも配慮するコミュニケーションが自然にできていらっしゃいますね。心理学の領域ではこのようなコミュニケーションを「アサーション」と言います。具体的には「なるほど、先生の話はわかりやすいです。もう少し○○のところも教えていただきたいのですが」というように、前段で相手の話をきちんと受けたうえで自己主張をする感じです。何も心配することなく、どんどん聞かれるとよいと思います。

ひと言アドバイス

「患者力」を養う

病気の治療にあたっては、医療者にすべてを任せっぱなしにするのではなく、患者さんのほうでも、ご自分の病気や治療法について知識や情報を得て、医療者ときちんと話し合い、自らの治療法に納得を持って臨むことが求められます。こうした「患者力」を養うことは、納得のいく治療を受けるうえで、必要なことと言えます。

相談

◉再発してしまい、絶望感に襲われている

再発してしまいました。
がんから解放されたと思ったのに、
今はただ、絶望しかありません。

――再発のことを知ったときは、あぁ、自分は死ぬのだなと思い、絶望感でいっぱいになりました。

再発で遠隔転移がわかったのですね。再発の衝撃は、いろいろな意味で初発とはくらべられないほどの大きな苦しみを伴うものだと思います。これまで「がんから解放される」ことを目標に治療に取り組んできたのに……と、徒労感や虚無感に襲われる方もいらっしゃいます。あなたの場合は、死を明確に意識され、絶望感でいっぱいになったのですね。

――はい。今まで頑張ってきたのに、あのつらい治療に何の意味があったんだろうと思ってしまいます。そして、私はもう、がんから逃れることができない、と思うと苦しくておかしくなりそうです。

それくらい苦しみを感じておられるのですね。

——それに、いろんな人が「きっと大丈夫」「頑張れ」と言ってくれるたびに気持ちがささくれます。「再発したのに大丈夫なわけがない」「言われなくても精一杯、頑張ってる」って思ってしまうのです。

つい、周囲の人は「頑張れ」と言ってしまうのかもしれませんが、今のあなたには酷な言葉ですね。むしろ今のあなたは、おかしくなりそうなくらい苦しんでいる感情に蓋をしないこと、泣ける場、泣かせてくれる人が必要だと思います。

——そう、泣かせてくれるところが欲しいんです（涙）。先生、私は立ち直ることができるのでしょうか？

大きな喪失を受け入れるのには、時間とさまざまなプロセスが必要で、それは一度で遂げられるものではなく、いくつかの段階が必要となります。それを経て、あなたは必ず立ち直ることができると私は思います。

――どういう段階ですか？

茫然自失の状態で悲しむことも泣くこともできない時期、取り乱して泣き叫ぶ時期、理不尽な現実に怒りがこみ上げる時期、失ったものに目を向けて涙が止まらない時期、現実を理解してしみじみ泣く時期など、さまざまな様相を呈しながら少しずつ現実と向き合えるようになっていきます。

今、あなたがまさに悲しみの真っ只中で苦しんでいる状態は、決して立ち止まっているのではなく、既に現実と向き合うプロセスを開始しておられるのです。

――この苦しみにも意味があるんですね。

はい。どういう道のりを経て気持ちが変わっていかれるかは人それぞれです。そして、今抱えておられるつらい感情自体にも意味があり、決して「早く前を向かなければ」と思う必要はないのです。

相談

◉主治医に信頼感を抱くことができない

主治医とうまくコミュニケーションがとれません。
パソコンを見たまま、
「何かありますか？」と聞かれても
話す気持ちになれないんです。
いまさら病院を変えることもできないので、
これからも付き合っていくしかないのでしょうか。

――主治医の先生を信頼できません。このまま我慢するしかないのでしょうか？

これはたしかに難しい問題ですね。担当医との相性が合わないという相談はよくあります。その主治医の方には、患者さんの気持ちに寄り添おうという意図はまったく感じられませんね。

――はい。毎回、すごく腹が立ちます。

がんという病気は患者さんやご家族の人生に大きな影響をもたらしますので、がん医療というものも、本来はとても人間臭いものだと思います。

しかし、その主治医にはまったく人間味が感じられないのですね。それでも、少なくとも「何かありますか？」と担当医が質問をすることには、少しだけ希望を持ちました。「気持ちをわかってもらおう」ということはあきらめざるをえないとしても、「身体の症状や治療のことなど、問題があればきちんと伝えて解決してもらう」というスタンスで付き合うことはできるかもしれません。

診察の際、あなたがもっとも相談したいことを1～2点ピックアップして、紙に要点をまとめておいて渡すという方法が役に立つこともあります。また、ひとりだと委縮してしまうかもしれませんので、可能であれば信頼できる家族や友人に一緒についていってもらうという方法もあるかもしれません。

――たしかに、症状のつらさなどは比較的淡々と対応してくれます。しかし、これからの心配を伝えても、「以前説明したでしょう。それはやってみないとわかりませんね」とそっけないんです。

情報だけ伝えて、あなたの不安には向き合ってくれないのですね。せめて、「私は今の治療には期待が持てると思っています。まず一緒に頑張ってみませんか」のようなことを言ってくれてもいいのにと、私も思います。

主治医に期待できない面については、主治医以外の信頼できる医療者を見つけられるといいですね。外来にいる看護師さんが相談に乗ってくれることもありますし、「がん相談支援センター」の窓口に助けを求めるというのではいかがでしょうか？

――はい、看護師さんはとても親切にしてくださるので、何とか気持ちを収めていられます。

それはよかったです。とはいえ、どうしようもない場合、「主治医を変えてください」と希望を出すのもありだと思います。そのようなことを言って不利益を被《こうむ》らないか、気にされる方もいらっしゃいますが。

――そういう要望は出していいのですか？　また、どうやって伝えたらよいのですか？

歯切れが悪くて恐縮ですが、一概には申し上げられません。病院によってはどこに意見を伝えてよいのかわからなかったりすることもありますし、主治医を変えてほしいという要望への対応は、病院によって、あるいは同じ病院でも診療科によって異なります。がんセンターなどのがん専門病院のように、同じ診療科にがんを診療する医師が多くいるところでは、変えてもらえることが多いです。「主治医を変えてほしい」という要望があった場合、人間には相性がありますし、相性が悪い関係を無理に続けるよりは担当を変えたほうがよいことを医療側も考えます。

――一概には言えないのですね。声を上げても何も変わらず、主治医との関係が悪化してしまうだけということもありますか？

最悪そういうことが起きるかもしれませんが、もし、ご自身の思う結果が得られなかったとしても、自分の苦しい気持ちを何とかしようと行動されることは、必ず良い方向に作用すると思います。感情的になりすぎては理解が得られにくいですが、苦しい気持ちについてきちんと伝えることによって、あなた自身の何かが変わるでしょうし、主治医も含めた医療者や家族など、周囲の人との関係も変えられるかもしれません。

3章

治療後の悩みや不安

相談

◉いったんは治療を終えたが、再発が怖い

がん治療を終えて
これから経過観察に入ります。
再発の可能性を考えると
不安で仕方ありません。
どうすればよいのでしょうか。

不安は「不確実な脅威」を感じるときに生じる感情で、危険を知らせてくれるアラームのようなものです。不安は人間にとって必要なもので、不安をまったく感じない人は、向こう見ずで思いがけない事故を起こしてしまいがちです。一方で、不安を強く感じすぎても心の中でアラームが鳴りっぱなしになってしまい、毎日を落ち着いて過ごせなくなってしまいます。なので、不安とうまく付き合っていく方法を覚えられるとよいと思います。

――不安はある程度は必要なのですね。うまく付き合うにはどうしたらよいのでしょうか？

不安と向き合うために、次の3つのステップを考えましょう。

①不安を感じていることは、自分の努力で避けることができるか？
②危険を過度に見積もりすぎていないか？
③心配事に着目しすぎていないか？

まずその問題は、自分の努力で避けられるものか、そうでないかを区別する必要があります。

例え話をします。3か月後にある資格試験を受けるとして、その試験に合格するかどうかが不安だったとします。資格試験のための勉強を頑張ることは自分の力でできることなので、試験当日までは頑張ったほうがよいでしょう。しかし、試験が終わったあとは合格発表を待つだけなので、自分の努力で対処できることはありません。

がんの再発を心配されているとのことですが、もし自分の力でできることがあればきちんとやりましょう。まず標準的な治療を受けることが大切で、いくつかのがんは手術のあとでも再発率を下げるための治療（例：ホルモン感受性がある乳がんのホルモン療法）があります。

普段の生活はいつもどおりにすればよいと言われているのならば、あまり神経質になる必要もありませんが、タバコを吸う人は禁煙をすることにより、再発や、さらなるがんの発生を予防することなどにつながるでしょう。

――なるほど……。

しかし、がんの場合は自分の努力でコントロールできないことのほうが多く、「人事を尽くして天命を待つ」ではないですが、運命にゆだねるしかないことがたくさんあります。その場合、「心配だけど、結果を待つ以外にないのだな」というように認識を整理しておかれると、少し覚悟が決まるかもしれません。

次に②の危険を過度に見積もりすぎていないか？　について考えていきましょう。再発の不安に関して私のところに相談にみえる方の多くが、自分のがんの再発率を知らずに、再発する可能性を現実より高く見積もっておられます。

もし、再発率が高いがんであれば、医師からそうした事実を告げられることでショックを受けてしまうかもしれません。ですが、情報を知らないことにより疑心暗鬼になってしまうよりは、ご自身のがんの情報について、再発率も含めてきちんと知っておかれるほうが、不安と向き合うという観点からはよいと思います。そのほうが、最終的に精神的な安定につながることが多いのです。

あと、再発の不安が強いと、がんになる前は何とも思わなかった身体のちょっとした異変に対して、「これは再発のサインではないか？」と恐れを感じてしまいます。

「肩に痛みを感じた」、「おなかが痛い」、といった誰でも体験することの身体感覚の意味が変わっていってしまいます。不思議なもので、身体の変化に意識がいきすぎると、さらにその違和感を強く感じるようになり、悪循環に陥ります。

――びくびくしてしまいますからね。

毎日のように「この違和感は再発なのではないか？」と不安を感じてしまうでしょうし、人によっては四六時中そのような身体の変化に着目してしまう方もいらっしゃいます。そのような方に、「今まで何度ぐらい、身体の変化に対して再発したのではないかと心配しましたか？」と質問してみると、100回とかのレベルではなく、1000回を超えているという方もいらっしゃいます。そうすると、「少なくとも今までの実績では確率上、1000分の0ですね」という話をして、その違和感を少しでも客観視できるようにお手伝いをします。

――危険を過度に見積もりすぎないことも大切なのですね。

はい。準備ができることであれば、抜かりなく対処するために危険をきちんと意識することも悪くはありません。しかし、そうではない場合には、過度にその危険を高く見積もっても、あまりよいことはありません。

――おっしゃることは頭ではわかりますが、ついそのことを考えてしまうのです。

そうですよね。ほかにできることは、危険に着目しすぎなくすることです。

――危険に着目しすぎない？

はい。例えば私は外来に来られる方に「不安日記」(177ページ参照)をつけていただくことがよくあります。「不安日記」は記載するときに少し面倒なのですが、1時間刻みでその時間に何をしていたかを書いていていただき、そのとき感じている不安の強さを100点満点で採点してもらいます。

「不安で仕方ない」と訴えられる方のほとんどは、実は1日中ずっと不安にとらわれているわけではありません。例えばインターネットで病気の情報を調べ、病気が再発した人のブログを発見して点数が高くなる方がいたとします。一方でその方は、仕事をしているとき、家事をしているとき、友人と楽しいおしゃべりをしているときには点数が低い傾向がありました。

このような不安日記を1週間つけていただくと、不安にとらわれやすい行動と、そうではない行動が自分の中で見えてきますので、不安にとらわれやすい行動をなるべく少なくしていただくようにします。

——不安日記、面白いですね。

はい。やってみると、1日の中で自分の不安が大きく動いていることがわかると思います。「不安を感じないようにする」というのは難しいのですが、「不安が強くなる行動を減らす」ことはできます。

――それでも不安になってしまいそうです。再発チェックの検査があるころから結果を聞く外来までの間は、本当にどうしようもないぐらい不安なのです。

①～③を試みても自分ではどうしようもないときは、一時的に向精神薬を使用して不安に蓋をしてしまうという方法もあります。主治医にご相談いただいてもよいと思いますし、もちろん、精神腫瘍科でもご相談に乗ります。

――精神の薬を使っても大丈夫ですか？　それはそれで不安になりそうです。

向精神薬も、医師の指示のもとで飲むぶんには問題ありません。大丈夫です。

ひと言アドバイス

「不安日記」をつける

不安日記は、専門用語では「週間活動記録表」と言います。朝起きてから就寝するまで、時間帯ごとに1日の活動内容を記録し、その行動をしている間に感じた「不安」が、どれくらいの強さかを記録していきます。この記録をつけることで、自分が不安を感じやすいのは、どのような行動をしているときなのかがわかります。

それがわかれば、そうした行動をする時間を減らしていけばよいとわかります。

不安日記には、さまざまな形式・書き方があります。インターネットでもいろいろな方が紹介されていますから、参考にしてみてください。

週間活動記録表

時間＼月日	6/8（月曜）	6/9（火曜）	6/10（水曜）
8:00	起床（40）	起床（40）	
9:00 ～ 10:00	朝食（30）	朝食（30）	
10:00 ～ 11:00	掃除・洗濯（30）	掃除（30）	
11:00 ～ 12:00		友人と食事・買物（20）	
12:00 ～ 13:00	昼食（30）		
13:00 ～ 14:00	テレビ（40）		
14:00 ～ 15:00	ネットサーフィン（70）		
15:00 ～ 16:00	休憩（80）		
16:00 ～ 17:00	買い物（30）		
17:00 ～ 18:00	夕食の用意（30）	夕食の用意（30）	
18:00 ～ 19:00	夕食（30）	夕食（30）	
19:00 ～ 20:00	テレビ（40）	テレビ（40）	
20:00 ～ 21:00	入浴（30）	入浴（30）	
21:00 ～ 22:00	読書（30）	就寝	
22:00	就寝		

「不安日記」の例

ある行動をしている間、自分がどれだけ不安を感じていたかを記録します。カッコ内の数字が不安の強さです。この例ではネットサーフィンでがんの情報を見ることや、何もしないでいるときに不安が強くなっていますから、そうした行動を減らしていくようにします。

相談

◉再発が怖くて、検査の前夜は眠れなくなる

検査のたびに、
再発していないだろうか……
と不安で仕方ありません。
前夜は祈るような気持ちで
眠れないこともあります。

――不安でいっぱいになる気持ちをどうしたらよいでしょうか?

不安というのは、危険を知らせてくれるアラームです。人間も動物である以上、それは欠かせないセンサーとも言えます。再発を告げられるかもしれない、と予測して不安になるのは当然のことです。しかし、アラームが鳴りっぱなしになっても生活に支障が出ます。ですから、不安とはうまく付き合うことが大切です。

――不安になるのは当然なのかもしれませんが、心を整える方法などがあれば教えてください。

実は、「病気のことを考えないようにしよう!」とする方が多いのですが、それは逆効果であることが心理学的にも証明されています。有名な「シロクマ実験」というのがあり、実験対象になった人たちに「動物のシロクマについて考えないように」と伝えると、そのあとシロクマについて余計に考えてしまうという結果が得られています。

――それでは、どうしたらよいのでしょうか。

考えるという作業を、「脳＝コンピューター」として捉えてみるとわかりやすいのですが、脳の容量をメモリのようなものとし、別の作業をすることでメモリを占拠してしまうようにすれば、不安なことを考える余地がなくなります。わかりやすい例をあげると、ゲームのテトリスなんかをしていると、がんの再発について考えること自体ができなくなります。不安でいっぱいになる多くの場合は、家の中で何もしていないときではないでしょうか。

――たしかに。暇というか、家で誰とも話さずにいると、どんどん不安が膨らんでいきます。

テトリスはひとつの例ですが、せっかくですから何か自分が好きなこと、夢中になれること、大切だと思えることをやって過ごすというのは、必要以上に苦しくならなくて済むという意味で非常に重要です。どのような行動をとると不安が強くなり、どのような行動をとると不安を感じにくいのか、その関係をご自身で理解していただくために日記をつけていただくこともあります。

――日記ですか？　もう少し、詳しく教えてください。

週間活動記録表といいまして、ネットでも多く紹介されています。友達と話しているとき、料理をしているとき、ネットサーフィンしているときなどなど、その時々でご自身の感じている不安を100点満点で評価します。2～3日でもやってみると、どんなときに不安が増幅し、どんなときに不安が消えているかが見える化できます。するとどのような行動を増やすとよいのかがわかってきます（177ページ参照）。

この週間活動記録表を用いたカウンセリングを「行動活性化療法」と言います。行動活性化療法には、国立がん研究センター中央病院の平山貴敏先生が取り組んでいます。こうした専門家に相談する方法もあります。

――不安を増幅させないように、どう過ごせばよいのか。それが自分でわかってい

れば、対処できますね。

そうです。また、不安になっている自分をちょっと俯瞰《ふかん》して見てみる、というのも効果的です。「あっ、また私は検査の前日、不安になっているな」というふうに、もうひとりの自分が、自分自身を上から見る感覚です。「あっ、またまた」と自分にささやけるようになると、心持ちが少し軽くなります。

「検査で悪い結果だとどうしよう」という不安にとらわれているのは視野が狭まっている状態ですが、自分自身を客観的に眺めることにより、視界を広げることができます。

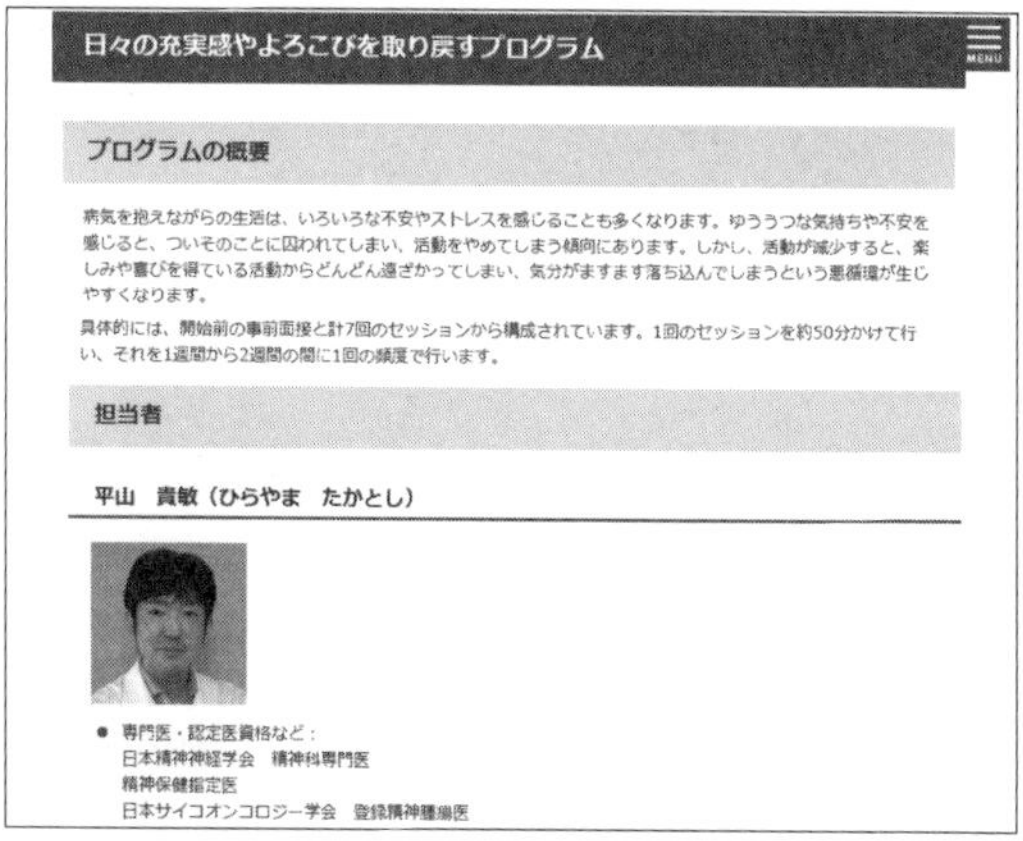

「国立がん研究センター中央病院」のホームページにある「日々の充実感やよろこびを取り戻すプログラム」のページ

https://www.ncc.go.jp/jp/ncch/index.html（トップページ）
トップページを開き、右上のメニューから「受診・相談案内」→「特殊外来」→「日々の充実感やよろこびを取り戻すプログラム」と進みます。平山貴敏先生が取り組まれている「行動活性化療法」について、詳しく紹介されています。

――なるほど、もうひとりの自分が自分を見る、というのはできそうな気がします。それでもやっぱり眠れない夜はあると思います。

どうしても眠れないとき、不安でたまらないときは、睡眠薬や安定剤を使ってしっかり対処してしまうというのも、よいでしょう。主治医にお伝えいただければ処方してもらえるはずです。

――えっ、いいんですか？　睡眠薬をお願いできるのは、精神科の先生だけだと思っていました。

がん医療に携わる医師は、心の苦痛をやわらげるための処方についても基本的な知識を学んでいますから大丈夫だと思います。もちろん精神腫瘍科、精神科、心療内科にご相談いただいてもよいでしょう。

相談

◉治療が終わったが、病院に行かなくてよいことが、むしろ不安

治療が終わって
無事退院したのですが、
主治医に会う機会が
月に1回になるのが不安です。
深い孤独感すら感じてしまいます。

――主治医とは二人三脚で一緒に闘ってきた感じだったので、これからは月に1回の通院でいいと言われて、何だか不安で仕方ありません……。

入院治療の中で、毎日励まし、献身的に治療に励んでくれた主治医と離れるのはつらいですね。

――はい。この不安を、私はいったいどうしたらよいのでしょうか？

理屈っぽいかもしれませんが、今の状況を読み解くと、あなたは主治医に対して心理学的な意味での愛着を感じているということになります。

――愛着、ですか？

はい。これは子どもが母親との間に形成する情緒的な絆に原型があると考えられております。母親から愛されていると感じる子どもは、母親を安全基地として社会的な活動の場を徐々に広げていき、最後は安全基地から自立します。
これは子どものときだけのことではなく、大人になって自立してからも愛されたいという気持ちは持ち続けますし、親密な人には愛着が湧きます。特に病気などによって心が危機を迎えると、安全基地のような存在が必要となるのです。

――なるほど。

なので、たしかにあなたにとって主治医と離れることはつらいでしょうが、それは安全基地のような存在である主治医に出会えたからこそ生じたのであり、治療が一段落して自立に向かう時期だからこその苦しみなのだと思います。

――たしかに、主治医との距離ができたというのは、病気との距離ができた、ということですね。

はい。このつらさには前向きな意味があると考えられますし、安全基地がなくなるわけではなく、もしピンチが訪れたときは（もちろん、そうならないのが一番ですが）主治医はまた傍で一緒に戦ってくれるでしょう。

——このつらさには大事な意味があるんですね。であれば向き合おうと思います。

それと、主治医と離れるとともに、これからの生活を見据えて、新たな人間関係をつくっていくことも大切です。その人がおかれている状況によってもさまざまですが、家族、友人などとの関係を深めていけるとよいかもしれませんし、同じ病気の人とつながれるといいですね。そのためには、患者会などでの活動を考えてみられるのもひとつです。

——そうですね。これからの生活を大切にしたいです。

相談

◉人工肛門になったのがつらい

手術を受けて人工肛門になりました。
この現実を
受け止めきれずにいます。

――人工肛門になってからというもの、誰とも話したくない。外出も嫌。気持ちがひどく塞いでしまいます。

私も人工肛門の方のお話をたくさんうかがってきましたが、臭いが気になる、万が一漏れたらどうしよう、外出なんてとんでもない、と話してくださる方がたくさんいらっしゃいました。排泄に関することは恥ずかしいという感覚が強い場合、苦しみを誰にも言えず、行動範囲を制限してしまう日々は、想像に難くありません。

こんなことを言ってもしょうがないのかもしれませんが、排泄をもっとオープンにする文化の国だったら、人工肛門の方の悩みの多くはなくなっているような気がします。

――どうしても恥ずかしい、みっともないという気持ちになってしまいます。

そう思われるのも無理がないと感じる一方で、少なくとも私は、人工肛門になっているあなたのことを「恥ずかしい人だ」と思うことは決してありません。

ひとつお伝えしたいのは、そういう状況になったのは、決してあなたのせいではないということです。あなたはがんを治療してこれからも生きていくために人工肛門をつけることを選んだわけです。がんの告知を受けてからここに至るまでに、あなたにはきっと平坦ではない道のりがあったのではないでしょうか。そういうことを考えると、今まで頑張ってこられたあなたは素晴らしいと思います。

――でも、そう思わない人もいます。気味が悪いという目で見られることもあるでしょうし、実際に漏れて迷惑をかけてしまうこともあるでしょう。そう思うとやりきれないのです。

気味が悪いという目で見る人たちは「理解が足りない人」だと私は思います。世の中にはサポートが必要な人がたくさんいます。車いすの人、目が見えない人、耳が聞こえない人、知的障害を持つ人、精神障害を持つ人などなど。そのような人を排除するような社会をつくりたいのでしょうか?

障害を抱える人々は自分とは違う世界にいる人だと思い込んで、冷めた目で見る人もたしかにいるでしょう。しかし、障害は他人事ではなく、自分、大切な家族、大切な友人もいつ障害を抱えるかわかりません。今理解がない人も、自らががんなどの病気になってみると他人の気持ちがわかるようになって、それまでの考え方を「浅はかだった」と後悔します。

ですから、そのような「理解が足りない人」のことは気にせずに、ご自身の行動範囲を制限しないでいただきたいと私は思います。そう思えない人もいるでしょうが、できる配慮をしたうえで、まれに排せつ物が漏れてしまうこともあるかもしれませんけれど、誰もが完璧にはなれない、それは当たり前のことだと、私は考えます。

――そう言っていただくと少し勇気が湧きます。でも、実際の行動に移すまでにはハードルがありそうです。

もちろん、ご自身の中でもいろいろなハードルがあると思いますが、同じ病気の患者会などにも足を運んでみて、情報を得ることで何か変わるかもしれません。人工肛門などの排泄口を持っている方々のことをオストメイトと言いますが、当事者の会として日本オストミー協会があり、ホームページには以下のように書かれています。
「オストメイトは、ストーマ装具の装着など不便であることは確かですが、ストーマ装具を装着していれば、多少の不便はあるものの各自の工夫次第で、以前とほとんど変わらない日常生活を送ることができます」

また、カミングアウトしたら思いがけない親切にあったという方もたくさんいらっしゃいます。私が過去にカウンセリングさせていただいた方の話ですが、会社の中で気難しく苦手だと思っていた部長が、「実は僕もなんだよ」とご自身も人工肛門をつけていることを話してくれて、なおかつ、その部長が普段どのように工夫しているかなども教えてくれたそうです。その方はとっても嬉しかったそうで、「人って温かいんだなと思った」と話してくださいました。

――少し前を向けそうな気がしてきました。

よかったです。

ひと言アドバイス

「日本オストミー協会」とは

日本オストミー協会は、オストミーが安心して暮らせる社会の実現を目指しています。講演会や相談会、オストミーの方による交流会など、さまざまな活動を行っており、ホームページには日常生活のアドバイスなど、役立つ情報が紹介されています。

　全国にある支部では電話相談も行っています。各支部の連絡先は、ホームページで確認できますから、何かお困りの方はコンタクトをとってみてはいかがでしょうか。

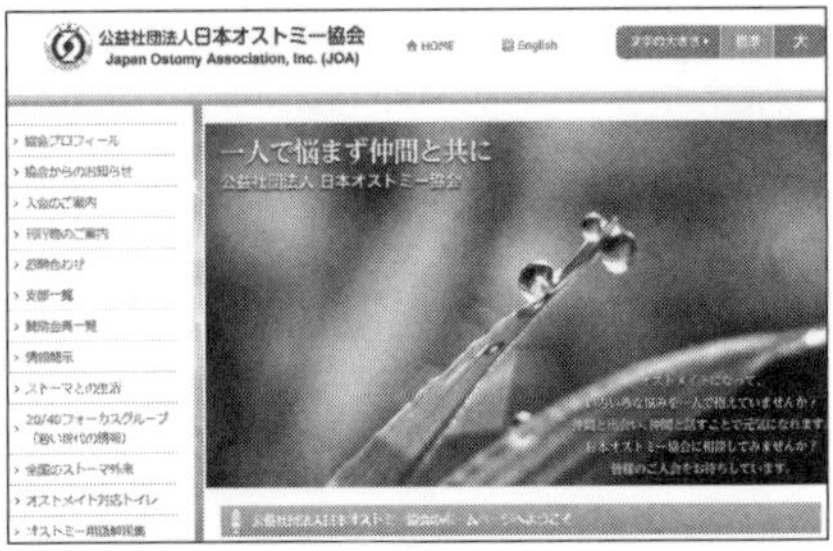

「日本オストミー協会」のホームページ
http://www.joa-net.org/index.html

相談

◉家族が家事を手伝ってくれない。身体がつらいとき、どうすればいい？

治療中、退院後と、しばらくは
家族も私を大事にしてくれていましたが、
最近は夫も子どもたちも
家事を手伝ってくれなくなりました。
本当はとてもしんどいときがあります。
どこまで自分のつらさを伝えてよいのでしょうか？
どこからが甘えなのでしょうか？

――治療も終わり、なるべく家族に迷惑をかけたくないと思うのですが……。まだ、身体がだるくて仕方ない日もあります。

がんの経験がないと、治療が終わるとすぐ楽になるんじゃないか、と思ってしまいがちなのですが、実際はそのような簡単なことではないと思います。

例えば、乳がんなどで手術後に補助化学療法をした場合、もとどおりの髪が生えそろうまで個人差はあるでしょうが1年以上かかります。髪が生えてくる細胞だけでなく、身体中の細胞が弱っているわけですから、体調が戻るまで1年、場合によってはもっとかかることはよくあります。

また、手術による疼痛や、放射線治療によるさまざまな晩期合併症（がんの治療に関係する異常で、治療の終了後に発症するか、あるいは治療中に発症して治療終も症状が続くもの）などで長年苦しんでおられる方もおられます。

ご相談からすると、「頑張れないこと＝甘えている」と考えられている部分もあるようにお見受けします。まず、ご自身が健康なときと同じように家事もやれる、やらなければならない、と思うのをやめてみませんか？

――自分の体調が思わしくないことが、特別なことではないことはわかりました。でも、つらい、という思いを家族に伝えるのは甘えではありませんか？

「大変なときでも、自分ひとりで問題を解決することが正しい」というお考えがあるのかもしれません。しかし、家族の在り方として考えた場合、「家族それぞれの問題は自分の中で抱え、ひとりで解決しなければならないし、頼ってはいけない」というのは窮屈ではありませんか？　今回のことに限らず、家族のメンバーが問題を抱えているときは、みんなで助け合えるほうがよいと思います。少なくとも、家族のそれぞれがどんな思いでいるかについて、知らないよりは、分かり合っているほうがよいとは思いませんか？

――そうかもしれませんが、うちの家族は簡単ではないように思います。

家族のスタイルというのは簡単に変わらないものかもしれません。しかし、私はご家族のがんをきっかけに、コミュニケーションが深まり、助け合うようになったという例を多く見てきましたので、あきらめないでいただきたいと思います。

――どういう伝え方をすればよいでしょうか？

ご家族に不満を感じておられるかもしれませんが、責めるところから始めると相手も心を閉ざしてしまいがちです。

まずは自分の気持ち、状況を知ってほしい、話を聴いてほしい、と伝えるのと同時に、あなたの状況も教えてほしい、とお伝えになるとよいと思います。ご主人も職場で大変な状況にあるかもしれませんし、お子さんも学校で大変なことがあって心に余裕がないのかもしれません。お互いを理解し合うことでより一層深まっていくものもあるでしょう。

――ありがとうございます。思い切って話してみます。

ぜひ、お伝えになってみてください。家族の在り方は簡単には変えられないかもしれませんが、お互いの状況が分かり合えれば、現状の問題をどう解決していくかという話に移っていけると思います。状況に応じて、家事の分担などを考えていけるといいですし、みんなに余裕がない場合、いい意味で「何をやらないか」を一緒に考えられるといいですね。「何をやらないか」を考えるということは、つまり、「今までどおりきちんとやる」ことが決してゴールではないということです。そしてこのように家族全員で課題に取り組むことで、より良い関係が生まれることも多々あります。

相談

◉患者会に参加してみたいが、初めてなので不安

同じ境遇の仲間と出会い、
治療後の注意点などの情報を得るために、
患者会に参加してみようと思います。
ただ、どんな方達が参加されているかわからないので
とても不安です。
みなさんに迷惑をかけないようにしたいのですが……。

――患者会に参加する際、どんなことに注意したらよいのでしょうか？

迷惑をかけるのではないか？　ということを気にされているあなたであれば、まったく問題ないと思います。そこにあなたの気づかいが現れています。

患者会を主催されている方々は、みなさん新たな出会いや仲間を求めておられる方々です。ですから、あなたが遠慮されることは望んでおらず、気軽に参加してくださることを心から願っているのではないかと思います。

――そうなんですね。でも、病気になる前から、知らない人の輪に入るのがとても苦手だったものですから……。うまく馴染むコツなどはありますか？

たしかに最初は緊張されるかもしれませんね。コツというほどのものではありませんが、ご自身を大切にするとともに、参加されている方々を大切にすることだと思います。たとえば輪になって話をする場合は、話をされている方の心情を想像しながら話を聴き、聴いていますというメッセージを伝えることです。具体的には、うなずきながら聴いたり、つらい話を聴いたあとは、「そんなことがあって大変でしたね」と声をかけたり、嬉しい話だったら「それはよかったですね」と伝えるといった具合です。あなたの話も、きっと周囲の方々が温かく聴いてくださるのではないでしょうか。そうすると、「あぁ受け入れてもらえた」という安心感とともに、心が癒されるのではないかと想像します。

――ありがとうございます。まず、行ってみます。この誰にも言えないつらい気持ちを、わかってもらえそうな気がします。

ええ。ただ、どうしても相性というものもあるでしょうから、一度気軽に参加してみて、もし雰囲気が合わなかったら、無理に参加し続ける必要もないと思いますよ。

相談

◉患者会に参加してみたい。どうやって探せばよいのか

退院したあと、
同じ境遇の仲間と交流したいと思っています。
仲間には自分の気持ちを
分かってもらえるのでしょうか？
希少がんでも
どこかに仲間はいるのでしょうか？

――希少がんに関する情報が少なく、困っています。

国立がん研究センターの希少がんセンターでは、さまざまな希少がんに関する情報を発信し、また、希少がんの患者会の情報を集約しています。ぜひご利用ください。全国の患者会のパンフレットも多数置いています。それから、希少がんセンターには希少がんホットライン（☎03−3543−5601）という無料の電話相談窓口があります。ほかの病院に通っておられる方でも、希少がんに関するあらゆる相談ができますので、遠慮なくご連絡いただければと思います。

――東京には情報がたくさんありますが、地方では、同じがん体験をしている人に、なかなか出会えません。

地域の「がん相談支援センター」に足を運んでみられてはいかがでしょうか。また今は、希少がんの方がインターネット上で情報をたくさん発信されています。気になる仲間がいらしたら、思い切ってアクセスしてみてはいかがですか？

――知らない人に連絡するのは、勇気がいります。同じがん種の方のブログは読んでいたりしますが。

私がよく存じ上げている、希少がんの患者会を主催されている方がおっしゃっていました。自分が情報を誰よりも欲していたから、まずご自身の情報を発信されたそうです。そうすると、得たかった情報が集まってきて、会いたかった仲間と出会えるようになったと。何らかの発信をされている方は、あなたから扉を叩いてもらえるのを待っておられるかもしれません。その方が、「1歩だけでいいから、前に進む勇気を持ってほしい。そうすると、きっと何かが変わるんです」ともおっしゃっていました。

――もしかしたら、実は見えない壁は、自分の中にあるのかもしれないですね。

そうなのかもしれません。私は、自分の中の壁を越えることは簡単でないことも知っているつもりです。というのは、私も本質的には内向的な性格で、見ず知らずの人に声をかけるときに「拒絶されてしまうのではないか」という不安が先に立ってしまいます。しかし一方で、あなたの「でも、仲間とつながりたい」という気持ちが壁を越える原動力になります。

ネット上で気になる人、気になる患者会に、まずはメールを送ってみられてはいかがでしょうか。見えない壁の先に、あなたの出会いたい人が待っておられるかもしれません。

相談

◉同病の患者さんからアドバイスを求められたら、どう応じればよい？

患者会を主催しています。
同じ病気の仲間から、治療のアドバイスを
求められることがあります。
自分の経験談を話すことはできますが、
医療者ではないので
的確なアドバイスはできません。
どのような対処の仕方がベストでしょうか。

――同じがん患者として治療のアドバイスを求められたとき、どう答えればよいのでしょうか。自分と仲間の関係性を損なわず、解決する方法を教えてください。

実は私もよく患者さんから同じような相談を受けることがあります。「私は、もうだめなんでしょうか？」「今の治療を続けていてよいのでしょうか？」と尋ねられることもあります。経験が浅いころは、「治療に関することなら、私ではなくて主治医に相談されたほうがよいのに」と思っていました。しかし、そのような場合、精神科医である私には、主治医とは少し異なる役割を求められていることに気づきました。

――どのような役割が求められているのでしょうか？

「やりきれない気持ち、不安な気持ちを聴いてほしい」ということではないかと思います。なので、まずはお話をじっくりうかがうようにしています。

――私もそうなんだと思います。でも、だからこそ、答え方が難しいのです。

例えば、「治療を続けていてよいのでしょうか？」と質問をされたことがあるのですが、詳しくご事情をうかがうと、切除ができない大腸がんに罹患されていて、しびれの副作用がある化学療法を3週間に1回続けているとのことでした。終わりのない治療を続けていることへのやりきれなさがどんどん大きくなる一方で、治療をやめるという決断もできず、もどかしい気持ちを抱えておられたのです。

私はお話をうかがったうえで「終わりのない治療というのも大変ですね。ただ、まだ治療をやめるという決断はできないので、今はつらいけれど、もう少し続けざるをえないと思っておられるのですね」とお伝えしました。

この方に、私は自分の意見は何も言っていません。ご本人の気持ちを詳しくうかがい、理解したことを「○○さんはこのように感じているのですね」と私の言葉でそのままお伝えしただけです。しかしその方は、「愚痴を言えて少し楽になった」とおっしゃって帰っていかれました。

このような具合に、一見アドバイスを求めておられるようで、実際はご自分の気持ちをただ聴いてもらいたいのではないかと想像します。本当に治療を続けるかやめるかということでしたら、主治医に相談したほうがよいわけですから。

――はい。医療者にも家族にも言えない気持ちを、私になら吐き出せる、というのはよくわかります。

そうですね。まずはじっくり耳を傾けられるだけでよいのかもしれません。また、「あなたならどうするか教えてほしい」といった具合に、決断の後押しをしてもらいたいということもあるかもしれません。その場合は「あくまでも専門家ではない者の一意見ですが」と前置きしたうえで、個人的な意見を伝えられてもよいかと思います。ただ、治療法は個人個人の病状によって異なるので、主治医とよく相談するように念を押していただければと思います。そのほかセカンドオピニオンをとる方法があること、セカンドオピニオンに関する情報はがん診療連携拠点病院などにある「がん相談支援センター」で得られることなどをお伝えされてはいかがでしょうか。

――そうですね。そのように対処してみます。

読者のみなさまへ

本書をお読みいただきありがとうございました。がんに罹患したことにまつわる悩みは、たとえ病気の性質が同じだとしても、その方がおかれた社会的な状況などによりり異なりますので、100人のがん体験者がいらっしゃれば、100の異なる悩みがあると感じております。ですので、今回取り上げたご相談だけではまだまだ足りないと思いますが、本書の内容が、読者の方々ががんと向き合うための何かのヒントになれば、大変嬉しく思います。

今回書かせていただいたメッセージに通底することとして、「がんとの向き合い方に正解はなく、こうあらねばならないという考えに縛られる必要はない」というものがあります。本文中に繰り返し書きましたが、がんになって一番大変な思いをしているのは病気を体験したご自身なのですから、どうぞ自分を責めないで、むしろいたわっていただきたいと心から思います。

悲しいとき、悔しいときに無理に明るくふるまう必要はなく、感情の赴くままに病気と向き合う中で、時間はかかるかもしれませんが、苦しみの嵐はだんだんと静まっていくのではないかと思います。ご家族や友人の方は、「自分がもっと力にならなければ」と考えてしまいがちですが、そのようにご本人のことを一生懸命考えている時点で、既にご本人にとっての大きな支えになっておられるのではないかと思います。

病気を体験しているご本人も、ご家族や友人の方も、真剣に悩めば悩むほどご自身を責めてしまいがちです。しかし、そんなときこそ自分自身と周囲の方を信頼することで、見える景色が変わるのではないかと感じております。

とはいえ、このことはそう簡単にできることではないのかもしれません。今まで体験しなかったような困難な状況に向き合ったときは、自分ひとりではどうしてよいかわからず、途方に暮れてしまうこともあるでしょう。そんなときこそひとりで悩みを抱えず、誰かに助けを求めていただければと思います。

助けを求めたくても、身近な人には心配をかけるわけにはいかないと思っておられる方や、身近な人に相談しても、なかなか解決の糸口が見えない場合は、遠慮なく医療者にご相談いただきたいと思います。おかかりの医療機関には相談に乗ってくれる医療者がいると思いますし、お近くにある精神腫瘍科など、がん専門の精神科・心療内科にご相談いただくことも可能です。

本書の31ページでも紹介しましたが、日本サイコオンコロジー学会のホームページでは、学会に登録された精神腫瘍医（がん専門の精神科医、心療内科医）のリストがあります。会員の医師は、がんの患者さんやご家族の悩みに真剣に取り組んでいますので、このリストに載っている医師がお近くにいる場合には、そちらにお問い合わせくださいませ。

お近くに精神腫瘍医がいない場合や、相談できる医療者がどこにいるのかわからない場合は、がん診療連携拠点病院の「がん相談支援センター」を訪ねていただければ、地域で相談に乗ってくれる窓口を紹介してもらえるはずです。

最後になりましたが、本書はたくさんの方のお力添えをいただくことで、完成させることができました。実際にがんを体験された3名の方々から、当事者の視点でさまざまな貴重なアドバイスをいただきました。特定非営利活動法人ビーハピィ・ジャパン 理事長 片山美智子さん、TEAM ACC チームリーダー 代表 浜田勲さん、一般社団法人がんチャレンジャー 代表理事 花木裕介さんに、心から御礼申し上げます。
稲垣麻由美さんには、7人のがん体験者と私の対話を描いていただいた『人生でほんとうに大切なこと』（KADOKAWA）以来、一貫してサポートしていただいていますが、今回も編集に関してさまざまなわがままを聞いていただきました。また、お父様ががんに罹患された自らの体験をもとに本書をつくろうとお声がけいただき、さまざまな難局を一緒に乗り越えてくださったビジネス社の山浦秀紀さんに感謝申し上げます。

著者

著者略歴

清水研（しみず・けん）

1971年生まれ。精神科医・医学博士。金沢大学卒業後、都立荏原病院での内科研修、国立精神・神経センター武蔵病院、都立豊島病院での一般精神科研修を経て、2003年、国立がんセンター東病院精神腫瘍科レジデント。以降、一貫してがん患者およびその家族の診療を担当する。2006年より国立がんセンター（現 国立がん研究センター）中央病院精神腫瘍科に勤務。2012年より同病院精神腫瘍科長。2020年4月より公益財団法人がん研究会有明病院腫瘍精神科部長。日本総合病院精神医学会専門医・指導医。日本精神神経学会専門医・指導医。著書に、『もしも一年後、この世にいないとしたら。』（文響社）、共著に『国立がん研究センターのこころと苦痛の本』（小学館）、活動を紹介した書籍に、『人生でほんとうに大切なこと がん専門の精神科医・清水研と患者たちの対話』（稲垣麻由美著、KADOKAWA）がある。

<協力>

特定非営利活動法人ビーハピィ・ジャパン 理事長 片山美智子

TEAM ACC チームリーダー 代表 浜田 勲

一般社団法人がんチャレンジャー 代表理事 花木裕介

がんで不安なあなたに読んでほしい。

2020年5月1日　第1刷発行

著　者　　清水 研

発行者　　唐津 隆

発行所　　株式会社ビジネス社

〒162-0805　東京都新宿区矢来町114番地 神楽坂高橋ビル5階

電話　03(5227)1602　FAX　03(5227)1603

http://www.business-sha.co.jp

印刷・製本　大日本印刷株式会社

〈カバーデザイン〉藤田美咲

〈帯写真撮影〉後藤さくら

〈本文組版〉茂呂田剛（エムアンドケイ）

〈編集協力〉稲垣麻由美

〈営業担当〉山口健志

〈編集担当〉山浦秀紀

ISBN978-4-8284-2179-7